MW01673362

BREVILLE SMART
RECETAS DE HORNO DE FREIDORA DE AIRE
2022

RECETAS FÁCILES Y RÁPIDAS

ROBERTO LÓPEZ

Tabla de contenido

Delicioso asado a la barbacoa rallado

Tiempo de preparación: 10 minutos

Tiempo de cocción: 30 minutos

Porciones: 8

Ingredientes:

- 4 libras Cerdo asado
- 1 cucharadita Polvo de ajo
- Sal y pimienta para probar
- 1/2 taza de agua
- 2 latas (11 oz.) De salsa barbacoa, keno sin azúcar

Direcciones:

1. Sazone el cerdo con ajo en polvo, sal y pimienta, colóquelo en su olla instantánea.
2. Vierta agua y cierre la tapa en su lugar; coloque en la carne/estofado, configuración de alta presión durante 30 minutos.
3. Cuando esté listo, use la liberación rápida: gire la válvula de sellado a ventilación para liberar la presión.
4. Retire la carne de cerdo en un tazón y con dos tenedores desmenuce la carne.
5. Vierta la salsa barbacoa y revuelva para combinar bien.
6. Atender.

Nutrición:Calorías: 373 kcal/cal Hidratos de carbono: 2,5 g

Proteínas: 34 g Grasa: 24 g Fibra: 3 g

Paletilla De Cerdo Tierna Con Pimientos Picantes

Tiempo de preparación: 10 minutos

Tiempo de cocción: 30 minutos

Porciones: 8

Ingredientes:

- 3 libras Paletilla de cerdo deshuesada
- Sal y pimienta negra molida al gusto
- 3 cucharadas de aceite de oliva
- 1 cebolla grande, picada
- 2 dientes de ajo picados
- 2 - 3 chiles, picados
- 1 cucharadita cilantro molido
- 1 cucharadita Comino molido
- 1 ½ tazas de caldo de huesos (preferiblemente casero)
- 1/2 taza de agua

Direcciones:

1. Sazone con sal y pimienta la carne de cerdo.
2. Encienda la olla instantánea y presione el botón de saltear. Cuando aparezca la palabra "caliente" en la pantalla, agregue el aceite y saltee las cebollas y el ajo durante unos 5 minutos.

3. Agregue la carne de cerdo y dore durante 1 a 2 minutos por todos lados; apaga el botón de saltear.
4. Agregue todos los ingredientes restantes en la olla instantánea.
5. Bloquee la tapa en su lugar y ajuste la configuración de carne/estofado a fuego alto durante 30 minutos.
6. Cuando suene el temporizador, presione "cancelar" y presione con cuidado el botón de liberación natural durante 15 minutos. Servir caliente.

Nutrición:Calorías: 389 kcal/cal Hidratos de carbono: 2,5 g Proteínas: 36 g Grasa: 27 g Fibra: 0,5 g

64. Filete de cerdo agrio estofado

Tiempo de preparación: 10 minutos

Tiempo de cocción: 8 horas

Porciones: 6

Ingredientes:

- 1/2 cucharadita de tomillo seco
- 1/2 cucharadita de salvia
- Sal y pimienta negra molida al gusto
- 2 pestañas de aceite de oliva
- 3 libras de filete de cerdo
- 1/3 taza de chalotes (picados)

- 3 dientes de ajo (picados)
- 3/4 taza de caldo de huesos
- 1/3 taza de vinagre de sidra de manzana

Direcciones:

1. En un tazón pequeño, combine el tomillo, la salvia, la sal y la pimienta negra molida.
2. Frote generosamente la carne de cerdo por todos lados.
3. Caliente el aceite de oliva en una sartén grande y dore la carne de cerdo durante 2 a 3 minutos.
4. Coloque la carne de cerdo en su olla de barro y agregue los chalotes y el ajo.
5. Vierta el caldo y el vinagre/jugo de sidra de manzana.
6. Tape y cocine a fuego lento durante 8 horas o a temperatura alta durante 4-5 horas.
7. Retire la carne de cerdo en un plato, ajuste la sal y la pimienta, rebane y sirva con el jugo de cocción.

Nutrición:Calorías: 348 kcal/cal Carbohidratos: 3 g Proteínas: 51 g Grasa: 12,5 g Fibra: 0,1 g

Salteado De Cerdo Con Anís Y Comino

Tiempo de preparación: 5 minutos

Tiempo de cocción: 30 minutos

Porciones: 4

Ingredientes:

- 2 cucharadas. Manteca de cerdo
- 2 cebolletas finamente picadas (solo la parte verde)
- 2 dientes de ajo, finamente picados
- 2 libras. Lomo de cerdo, sin hueso, cortado en cubos
- Sal marina y pimienta negra molida al gusto
- 1 pimiento verde (cortado en tiras finas)
- 1/2 taza de agua
- 1/2 cucharadita semillas de eneldo
- 1/2 semillas de anís
- 1/2 cucharadita Comino

Direcciones:

1. Caliente la manteca de cerdo en una olla grande para freír a fuego medio-alto.
2. Rehogar las cebolletas y el ajo con una pizca de sal durante 3-4 minutos.
3. Agregue la carne de cerdo y cocine a fuego lento durante unos 5 a 6 minutos.

4. Agregue todos los ingredientes restantes: y revuelva bien.
5. Tapar y dejar cocer a fuego lento durante 15 - 20 minutos.
6. Pruebe y ajuste la sazón al gusto.
7. ¡Atender!

Nutrición:Calorías: 351 kcal/cal Hidratos de carbono: 3 g Proteínas: 1 g Grasa: 51,5 g Fibra: 1 g

Albondigas Al Horno Con Queso De Cabra

Tiempo de preparación: 15 minutos

Tiempo de cocción: 35 minutos

Porciones: 8

Ingredientes:

- 1 cucharada. de sebo
- 2 libras. de carne molida
- 1 huevo orgánico
- 1 cebolla rallada
- 1/2 taza de leche de almendras (sin azúcar)
- 1 taza de vino tinto
- 1/2 manojo de perejil picado
- 1/2 taza de harina de almendras
- Sal y pimienta molida al gusto
- 1/2 cucharada De orégano seco
- 4 onzas. De queso duro de cabra cortado en cubos

Direcciones:

1. Precaliente el horno a 400°f.
2. Engrasa un molde para hornear con sebo.
3. En un tazón grande, combine todos los ingredientes excepto el queso de cabra.

4. Amasar la mezcla hasta que los ingredientes: se combinen uniformemente.
5. Haga albóndigas pequeñas y colóquelas en una fuente para hornear preparada.
6. Coloque un cubo de queso en cada albóndiga.
7. Hornear durante 30 - 35 minutos.
8. Servir caliente.

Nutrición:Calorías: 404 kcal/cal Hidratos de carbono: 2,2 g Proteínas: 25,5 g Grasa: 31 g Fibra: 0,5 g

Schnitzel parisino

Tiempo de preparación: 15 minutos

Tiempo de cocción: 10 minutos

Porciones: 4

Ingredientes:

- 4 filetes de ternera; chuleta fina
- sal y pimienta negra molida
- 2 cucharadas. De mantequilla
- 3 huevos de gallinas camperas
- 4 cucharadas de harina de almendras

Direcciones:

1. Sazone los bistecs con la sal y la pimienta.
2. Caliente la mantequilla en una sartén antiadherente grande a fuego medio.
3. En un bol, batir los huevos.
4. Agregue la harina de almendras en un tazón.
5. Enrolle cada bistec en harina de almendras, agréguelos y luego báñelos en los huevos batidos.
6. Freír unos 3 minutos por lado.
7. Sirva de inmediato.

Nutrición:Calorías: 355 kcal/cal Hidratos de carbono: 0,3 g

Proteínas: 54 g Grasa: 15 g Fibra: 0 g

Stroganoff de carne Kato

Tiempo de preparación: 5 minutos

Tiempo de cocción: 30 minutos

Porciones: 6

Ingredientes:

- 2 libras. De cuadril o bistec redondo o bistec para guisar
- 4 cucharadas de aceite de oliva
- 2 cebollas verdes, finamente picadas
- 1 tomate rallado
- 2 cucharadas. Salsa de tomate (sin azúcar)
- 1 taza de champiñones
- 1/2 taza de caldo de huesos
- 1 taza de crema agria
- Sal y pimienta negra al gusto

Direcciones:

1. Cortar la carne en tiras y saltear en una sartén grande.
2. Agregue la cebolla picada y una pizca de sal y cocine la carne durante unos 20 minutos a temperatura media.
3. Agregue los champiñones y el ketchup y revuelva durante 3 a 5 minutos.
4. Vierta el caldo de huesos y la crema agria y cocine durante 3 a 4 minutos.

5. Retire del fuego, pruebe y ajuste de sal y pimienta al gusto.
6. Servir caliente.

Nutrición:Calorías: 348 kcal/cal Hidratos de carbono: 4,2 g Proteínas: 37 g Grasa: 21 g Fibra: 1 g

Pastel De Carne Con Gruyere

Tiempo de preparación: 15 minutos

Tiempo de cocción: 40 minutos

Porciones: 6

Ingredientes:

- 1 1/2 libras Carne molida
- 1 taza de almendras molidas
- 1 huevo grande de gallinas camperas
- 1/2 taza de queso gruyere rallado
- 1 cucharadita Perejil fresco finamente picado
- 1 cebollín finamente picado
- 1/2 cucharadita Comino molido
- 3 huevos cocidos
- 2 cucharadas. De mantequilla fresca alimentada con pasto, derretida

Direcciones:

1. Precaliente el horno a 350°f.
2. Combine todos los ingredientes: (excepto los huevos y la mantequilla) en un tazón grande.
3. Usando tus manos, combina bien la mezcla.
4. Forme un rollo con la mezcla y coloque en el centro los huevos duros cortados en rodajas.

5. Transfiera el pastel de carne a un molde para pan de 5x9 pulgadas engrasado con mantequilla derretida.
6. Coloque en el horno y hornee por 40 minutos o hasta que la temperatura interna sea de 160 °f.
7. Retire del horno y deje reposar durante 10 minutos.
8. Cortar y servir.

Nutrición:Calorías: 598 kcal/cal Hidratos de carbono: 5,3 g Proteínas: 28 g Grasa: 63 g Fibra: 2,6 g

Filete Mignon Asado En Papel De Aluminio

Tiempo de preparación: 15 minutos

Tiempo de cocción: 45 minutos

Porciones: 8

Ingredientes:

- 3 libras Filet mignon de una pieza
- Sal al gusto y pimienta negra molida
- 1 cucharadita de ajo en polvo
- 1 cucharadita de cebolla en polvo
- 1 cucharadita de comino
- 4 cucharadas de aceite de oliva

Direcciones:

1. Precaliente el horno a 425°f.
2. Enjuague y limpie el filet mignon, eliminando toda la grasa, o pídale a su carnicero que lo haga por usted.
3. Sazone con sal y pimienta, ajo en polvo, cebolla en polvo y comino.
4. Envuelva el filet mignon en papel de aluminio y colóquelo en una asadera, rocíe con el aceite de oliva.
5. Asado durante 15 minutos por libra para medio-poco cocido o al punto de cocción deseado.

6. Retire del horno y deje reposar de 10 a 15 minutos antes de servir.

Nutrición:Calorías: 350 kcal/cal Hidratos de carbono: 0,8 g Proteínas: 52,5 g Grasas: 12,2 g Fibra: 0,2 g

Ternera Guisada Con Judías Verdes

Tiempo de preparación: 10 minutos

Tiempo de cocción: 50 minutos

Porciones: 8

Ingredientes:

- 1/2 taza de aceite de oliva
- 1 1/2 libras Carne de res cortada en cubos
- 2 cebolletas, finamente picadas
- 2 tazas de agua
- 1 libra de judías verdes frescas, recortadas y cortadas en diagonal por la mitad
- 1 hoja de laurel
- 1 tomate rallado
- 1/2 taza de hojas de menta fresca, finamente picadas
- 1 cucharadita Romero fresco o seco
- Sal y pimienta recién molida al gusto

Direcciones:

1. Picar la carne en cubos de 1 pulgada de grosor.
2. Caliente el aceite de oliva en una olla grande a fuego alto. Saltee la carne durante aproximadamente 4 a 5 minutos, espolvoree con una pizca de sal y pimienta.

3. Agregue las cebolletas y revuelva y saltee durante otros 3 a 4 minutos hasta que se ablanden. Vierta agua y cocine por 2-3 minutos.
4. Añadir la hoja de laurel y el tomate rallado. Cocine por unos 5 minutos; bajar el fuego a medio-bajo. Tape y cocine a fuego lento durante unos 15 minutos.
5. Agregue las judías verdes, el romero, la sal, la pimienta recién molida y agua suficiente para cubrir todos los ingredientes. Cocine a fuego lento durante 15 a 20 minutos hasta que las judías verdes estén tiernas.
6. Espolvorear con la menta y el romero, mezclar suavemente y retirar del fuego. Servir caliente.

Nutrición:Calorías: 354 kcal/cal Hidratos de carbono: 6 g Proteínas: 23 g Grasa: 26,5 g Fibra: 2,7 g

Pimientos Rellenos De Pavo Y Quinoa

Tiempo de preparación: 15 minutos

Tiempo de cocción: 35 minutos

Porciones: 6

Ingredientes:

- 3 pimientos rojos grandes
- 2 cucharaditas Romero fresco picado
- 2 cucharadas. perejil fresco picado
- 3 cucharadas pecanas picadas, tostadas
- 2 cucharadas. Aceite de oliva virgen extra
- ½ taza de caldo de pollo
- ½ libra de salchicha de pavo ahumada completamente cocida, cortada en cubitos
- ½ cucharadita Sal
- 2 tazas de agua
- 1 taza de quinua cruda

Direcciones:

1. A fuego alto, coloca una cacerola grande y agrega sal, agua y quinoa. Llevar a hervir.
2. Una vez que hierva, reduzca el fuego a fuego lento, cubra y cocine hasta que toda el agua se absorba alrededor de 15 minutos.

3. Destape la quinoa, apague el fuego y déjela reposar por otros 5 minutos.
4. Corte los pimientos a lo largo por la mitad y deseche las membranas y las semillas. En otra olla con agua hirviendo, agregue los pimientos, hierva por 5 minutos, escurra y deseche el agua.
5. Engrase una fuente para hornear de 13 x 9 y precaliente el horno a 350°F.
6. Coloque el pimiento hervido en la fuente para hornear preparada, llénelo uniformemente con la mezcla de quinua y métalo en el horno.
7. Hornee por 15 minutos.

<u>Nutrición:</u>Calorías: 253 kcal/cal Grasa total: 13 g Grasa saturada: 2 g Carbohidratos totales: 21 g Carbohidratos netos: 19,7 g Proteína: 14 g Azúcar: 1,3 g Fibra: 3 g Sodio: 545 mg Potasio: 372 mg

Ensalada De Pollo Al Curry, Garbanzos Y Raita

Tiempo de preparación: 10 minutos

Tiempo de cocción: 30 minutos

Porciones: 5

Ingredientes:

- 1 taza de uvas rojas, partidas a la mitad

- 3-4 tazas de pollo rostizado, carne desmenuzada en trozos grandes
- 2 cucharadas. Cilantro
- 1 taza de yogur natural
- 2 tomates medianos, picados
- 1 cucharadita Comino molido
- 1 cucharada. polvo de curry
- 2 cucharadas. Aceite vegetal
- 1 cucharada. jengibre pelado picado
- 1 cucharada. Ajo molido
- 1 cebolla mediana, picada
- Ingredientes garbanzos:
- ¼ de cucharadita pimentón
- ½ cucharadita Cúrcuma
- 1 cucharadita Comino molido
- 1 lata de 19 onzas de garbanzos, enjuagados, escurridos y secados
- 1 cucharada. Aceite vegetal
- Ingredientes para topping y raito:
- ½ taza de almendras rebanadas y tostadas
- 2 cucharadas. Menta picada
- 2 tazas de pepino, pelado, sin corazón y picado
- 1 taza de yogur natural

Direcciones:

1. Para hacer la ensalada de pollo, a fuego medio bajo, coloca una cacerola antiadherente mediana y calienta el aceite.
2. Saltee el jengibre, el ajo y la cebolla durante 5 minutos o hasta que se ablanden mientras revuelve ocasionalmente.
3. Agregue 1 ½ cucharadita. Sal, comino y curry. Saltear durante dos minutos.
4. Aumente el fuego a medio alto y agregue los tomates. Revolviendo con frecuencia, cocine por 5 minutos.
5. Vierta la salsa en un tazón, mezcle el pollo, el cilantro y el yogur. Revuelva para combinar y déjelo reposar hasta que se enfríe a temperatura ambiente.
6. Para hacer los garbanzos, en una sartén antiadherente, caliente el aceite durante 3 minutos.
7. Agregue los garbanzos y cocine por un minuto mientras revuelve casi continuamente.
8. Agregue ¼ de cucharadita. Sal, cayena, cúrcuma y comino. Revuelva para mezclar bien y cocine por dos minutos o hasta que la salsa se seque.
9. Transfiera a un tazón y deje que se enfríe a temperatura ambiente.
10. Para hacer la proporción, mezcle ½ cucharadita de sal, menta, pepino y yogur. Revuelva bien para combinar y disolver la sal.

11. Para armar, en cuatro frascos o tazones con tapa de 16 onzas, coloque en capas lo siguiente: pollo al curry, proporción, garbanzos y decore con almendras.
12. Puedes hacer esta receta con un día de anticipación y refrigerar por 6 horas antes de servir.

Nutrición:Calorías: 403 kcal/cal Grasa total: 16 g Carbohidratos netos: 33 g Proteína: 26 g Azúcar: 17 g Fibra: 9 g Sodio: 312 mg Potasio: 747 mg

Vinagreta Balsámica Sobre Pollo Asado

Tiempo de preparación: 10 minutos

Tiempo de cocción: 60 minutos

Porciones: 8

Ingredientes:

- 1 cucharada. perejil fresco picado
- 1 cucharadita Limón rallado
- ½ taza de caldo de pollo bajo en sal
- 1 pollo entero de 4 libras, cortado en trozos
- Pimienta negra recién molida
- Sal
- 2 cucharadas. Aceite de oliva
- 2 dientes de ajo, picados
- 2 cucharadas. Jugo de limón fresco
- 2 cucharadas. mostaza de Dijon
- ¼ taza de vinagre balsámico

Direcciones:

1. En un tazón pequeño, mezcle la pimienta, la sal, el aceite de oliva, el ajo, el jugo de limón, la mostaza y el vinagre.
2. En una bolsa con cierre, combine la mezcla anterior y los trozos de pollo. Refrigere y deje marinar durante al menos 2 horas a un

día entero. Asegúrese de voltear la bolsa boca abajo de vez en cuando.

3. Engrase una fuente para horno y precaliente el horno a 400°f.
4. Coloque los trozos de pollo marinados en una fuente para hornear y póngalos en el horno.
5. Asar el pollo durante una hora o hasta que esté bien cocido. Si el pollo está dorado y aún no está completamente cocido, cúbralo con papel aluminio y continúe cocinando.
6. Retire del horno y transfiera el pollo a un plato para servir.
7. Adorne con perejil y rocíe con jugo de limón antes de servir.

Nutrición:Calorías: 296 kcal/cal Grasa total: 10 g Carbohidratos totales: 2 g Proteína: 47 g Azúcar: 1,4 g Fibra: 0,2 g Sodio: 278 mg Potasio: 580 mg

Pasta De Pollo A La Parmesana

Tiempo de preparación: 10 minutos

Tiempo de cocción: 20 minutos

Porciones: 1

Ingredientes:

- ½ taza de espaguetis integrales cocidos
- 1 onza. Queso mozzarella bajo en grasa, rallado
- ¼ taza de salsa marinara preparada

- 2 cucharadas. Pan rallado seco condimentado
- 4 onzas. pechuga de pollo sin piel
- 1 cucharada. Aceite de oliva

Direcciones:

1. A fuego medio alto, coloca una sartén resistente al horno y calienta el aceite.
2. Fríe el pollo de 3 a 5 minutos por lado o hasta que esté bien cocido.
3. Vierta la salsa marinara, revuelva y continúe cocinando durante 3 minutos.
4. Apague el fuego, agregue mozzarella y pan rallado encima.
5. Póngalo en un asador precalentado a temperatura alta y ase durante 10 minutos o hasta que las migas de pan estén doradas y la mozzarella se derrita.
6. Retire del asador, sirva y disfrute.

Nutrición:Calorías: 492 kcal/cal Grasa total: 19 g Carbohidratos totales: 32 g Proteína: 49 g Azúcar: 11 g Fibra: 6 g Sodio: 488 mg Potasio: 605 mg

Pollo Y Frijol Blanco

Tiempo de preparación: 10 minutos

Tiempo de cocción: 70 minutos

Porciones: 6

Ingredientes:

- 2 cucharadas. cilantro fresco, picado
- 2 tazas de queso monterey jack bajo en grasa rallado
- 3 tazas de agua
- 1/8 cucharadita pimienta de cayena
- 2 cucharaditas Chile puro en polvo
- 2 cucharaditas Comino molido
- 1 lata de 4 onzas de escalofríos verdes picados
- 1 taza de granos de elote
- 2 latas de 15 onzas de frijoles blancos, escurridos y enjuagados
- 2 dientes de ajo
- 1 cebolla mediana, picada
- 2 cucharadas. Aceite de oliva virgen extra
- 1 libra de pechugas de pollo, deshuesadas y sin piel

Direcciones:

1. Rebane las pechugas de pollo en cubos de ½ pulgada y sazone con pimienta y sal.

2. A fuego alto, coloque una sartén antiadherente grande y caliente el aceite.
3. Saltee los trozos de pollo durante tres o cuatro minutos o hasta que estén ligeramente dorados.
4. Reduzca el fuego a medio y agregue el ajo y la cebolla.
5. Cocine durante 5 a 6 minutos o hasta que las cebollas estén transparentes.
6. Agregue agua, especias, chiles, maíz y frijoles. Llevar a hervir.
7. Una vez que hierva, a fuego lento hasta que hierva a fuego lento y continúe hirviendo a fuego lento durante una hora, sin tapar.
8. Para servir, decora con una pizca de cilantro y una cucharada de queso.

<u>Nutrición:</u>Calorías: 550 kcal/cal Grasa total: 18 g Carbohidratos totales: 51 g Proteína: 48 g Azúcar: 2 g Fibra: 14 g Sodio: 817 mg Potasio: 1282 mg

Pollo Pad Thai

Tiempo de preparación: 10 minutos

Tiempo de cocción: 10 minutos

Porciones: 6

Ingredientes:

- 2 zanahorias medianas, en juliana
- 1 paquete de 12 oz de ensalada de brócoli
- 5 cebollas verdes, picadas
- 5 cucharadas cilantro fresco, picado
- ½ cucharada vinagre de coco
- 4 cucharadas Jugo de limón fresco
- 1 cucharada. Aminas de coco
- 3 cucharadas Salsa de pescado
- 5 dientes de ajo, machacados
- 2 cucharadas. Aceite de coco virgen extra
- 1 ½ lb. de carne de pollo orgánica, cortada en trozos

Direcciones:

1. Calienta la sartén a fuego medio alto y agrega el aceite de coco.
2. Sofreír el ajo y la cebolla durante un minuto.
3. Agregue el pollo y cocine por cinco minutos.

4. Agregue las aminas de coco, la salsa de pescado, el vinagre y el jugo de lima. Aumente el fuego a alto y cocine a fuego lento hasta que el pollo esté bien cocido.
5. Agregue la ensalada de brócoli y las zanahorias. Revuelva constantemente hasta que las verduras se ablanden.
6. Adorne con cilantro y cebollas verdes.

Nutrición:Calorías: 287 kcal/cal Grasa total: 10 g Carbohidratos totales: 10 g Proteína: 38 g Azúcar: 4 g Fibra: 2 g Sodio: 836 mg Potasio: 683 mg

Muslos De Pollo Con Calabaza Butternut

Tiempo de preparación: 10 minutos

Tiempo de cocción: 30 minutos

Porciones: 6

Ingredientes:

- 3 tazas de calabaza moscada, en cubos
- 6 muslos de pollo deshuesados
- Una ramita de salvia fresca, picada
- 1 cucharada. Aceite de oliva
- Sal y pimienta para probar

Direcciones:

1. Precaliente el horno a 425°f.
2. En una sartén, saltee la calabaza y sazone con sal y pimienta al gusto. Una vez cocida la calabaza, retirar de la sartén y reservar.
3. Usando la misma sartén, agregue aceite y cocine los muslos de pollo durante 10 minutos por cada lado.
4. Sazone con sal y pimienta y agregue la calabaza nuevamente.
5. Retire la sartén de la estufa y hornee en el horno durante 15 minutos.
6. ¡Servir y disfrutar!

Nutrición:Calorías: 300 Grasa total: 13 g Carbohidratos totales: 9 g Proteína: 35 g Azúcar: 2 g Fibra: 1,5 g Sodio: 149 mg Potasio: 640 mg

Arroz cajún y pollo

Tiempo de preparación: 10 minutos

Tiempo de cocción: 20 minutos

Porciones: 6

Ingredientes:

- 1 cucharada de aceite
- 1 cebolla, picada
- 3 dientes de ajo, picados
- 1 libra de pechugas de pollo, en rodajas
- 1 cucharada de condimento cajún
- 1 cucharada de pasta de tomate
- 3 tazas de caldo de pollo
- 1 ½ tazas de arroz integral, enjuagado
- 1 pimiento, picado

Direcciones:

1. Coloque una olla de fondo grueso a fuego medio alto y caliente durante 2 minutos.
2. Agregue aceite y caliente por un minuto.
3. Saltee la cebolla y el ajo hasta que estén fragantes.
4. Agregue las pechugas de pollo y sazone con condimento cajún.
5. Continúe cocinando durante 3 minutos.

6. Agregue la pasta de tomate, el arroz y el caldo de pollo. Deje hervir mientras revuelve para disolver la pasta de tomate.
7. Una vez que hierva, baje el fuego a fuego lento, cubra y cocine hasta que el líquido se absorba por completo, alrededor de 15 minutos.
8. Apagar el fuego y dejar reposar otros 5 minutos antes de servir.

Nutrición:Calorías: 224 kcal/cal Grasa total: 6 g Carbohidratos totales: 16 g Proteína: 26 g Azúcar: 2 g Fibra: 2 g Sodio: 646 mg Potasio: 339 mg

Sopa de pollo para amantes de las verduras

Tiempo de preparación: 10 minutos

Tiempo de cocción: 20 minutos

Porciones: 4

Ingredientes:

- 1 ½ tazas de espinacas tiernas
- 2 cucharadas. Orzo (pasta pequeña)
- ¼ taza de vino blanco seco
- 1 14 oz de caldo de pollo bajo en sodio
- 2 tomates ciruela, picados
- 1/8 cucharadita Sal
- ½ cucharadita condimento italiano
- 1 chalote grande, picado
- 1 calabacín pequeño, cortado en cubitos
- filetes de pollo de 8 onzas
- 1 cucharada. Aceite de oliva virgen extra

Direcciones:

1. En una cacerola grande, caliente el aceite a fuego medio y agregue el pollo. Revuelva ocasionalmente durante 8 minutos hasta que se dore. Transferir en un plato. Dejar de lado.

2. En la misma cacerola, agregue el calabacín, el condimento italiano, la chalota y la sal y revuelva con frecuencia hasta que las verduras se ablanden, alrededor de 4 minutos.
3. Agregue los tomates, el vino, el caldo y el orzo y aumente el fuego a alto para que la mezcla hierva. Reduzca el fuego y cocine a fuego lento.
4. Agregue el pollo cocido y agregue las espinacas al final.
5. Servir caliente.

Nutrición:Calorías: 171 kcal/cal Grasa total: 7 g Carbohidratos totales: 7 g Proteína: 19 g Azúcar: 4 g Fibra: 1 g Sodio: 582 mg Potasio: 259 mg

Espárragos Envueltos En Jamón Parmesano

Ingredientes:

1 libra de espárragos

12 rebanadas (0.5 onzas) de prosciutto

1 cucharada de aceite de coco, derretido

2 cucharaditas de jugo de limón

1/8 de cucharadita de hojuelas de pimiento rojo

1/3 taza de queso parmesano rallado

2 cucharadas de mantequilla salada, derretida

Direcciones:

1. Coloque una lanza de espárragos sobre una rebanada de prosciutto en una superficie de trabajo limpia.

2. Rocíe con el jugo de limón y el aceite de coco. Espolvorea sobre los espárragos con hojuelas de pimiento rojo y queso parmesano. Enrolle el prosciutto con una lanza de espárragos. Coloque la cesta en la AirFryer.

3. Fije la temperatura a 375° F y programe el temporizador para otros 10 minutos.

4. Antes de comer, espolvoree el rollo de espárragos con mantequilla.

¡Disfrutar!

Nutrición:Calorías: 263, Proteína: 13,9 g Fibra: 2,4 g, Carbohidratos netos: 4,3 g, Grasa: 20,2 g, Sodio: 368 mg, Carbohidratos: 6,7 g, Azúcar: 2,2 g.

.Poppers de Jalapeño Envueltos en Tocino

(Listo en unos 27 min | Porciones 4 | Normal)

Ingredientes:

6 jalapeños (alrededor de 4" de largo cada uno)

3 onzas de grasa completa: queso crema

1/3 taza de queso Cheddar mediano rallado

1/4 de cucharadita de ajo en polvo

12 rebanadas de tocino sin azúcar

Direcciones:

1. Corta la parte superior de los jalapeños y córtalos a lo largo en dos secciones por la mitad. Use un cuchillo para cortar la membrana blanca y las semillas de pimienta con precaución.

2. Coloque el queso crema, el Cheddar y el ajo en polvo en un plato grande apto para microondas. Microondas, luego revuelva durante 30 segundos. Mezcla la cuchara de queso con los jalapeños.

3. Envuelva una tira de tocino alrededor de la mitad de cada jalapeño, protegiendo la pimienta por completo. Coloque la cesta en la AirFryer.

4. Fije la temperatura a 400° F y cambie el temporizador por 12 minutos.

5. Cambie los pimientos a la mitad del ciclo de preparación. Servir tibio.

Nutrición:Calorías: 246, Proteína: 14,4 g, Fibra: 0,6 g, Carbohidratos netos: 2,0 g Grasa: 17,9 g, Sodio: 625 mg, Carbohidratos: 2,6 g azúcar: 1,6 g.

Alitas de pollo con parmesano y ajo

(Listo en unos 30 min | Porciones 4 | Normal)

Ingredientes:

2 libras de alitas de pollo crudas

1 cucharadita de sal rosa del Himalaya

1/2 cucharadita de ajo en polvo

1 cucharada de levadura en polvo

4 cucharadas de mantequilla sin sal, derretida

1/3 taza de queso parmesano rallado

1/4 de cucharadita de perejil seco

Direcciones:

1. En un tazón grande, coloque las alitas de pollo, la sal, ½ cucharadita de ajo en polvo, el polvo de hornear y revuelva. Coloque las alitas en la cesta AirFryer.

2. Ajuste la temperatura a 400 °F y programe el temporizador durante 25 minutos.

3. Revuelva la canasta dos o tres veces durante el tiempo de cocción.

4. En un tazón pequeño, combine la mantequilla, el queso parmesano y el perejil.

5. Retire las alitas de la freidora y colóquelas en un tazón grande y limpio. Vierta la mezcla de mantequilla sobre las alas y revuelva hasta que estén cubiertas. Servir tibio.

¡Disfrutar!

Nutrición:Calorías: 565, Proteína: 41,8 g, Fibra: 0,1 g, Carbohidratos netos: 2,1 g Grasa: 42, g, Sodio: 1067 mg, Carbohidratos: 2,2 g azúcar: 0,0 g.

Dip picante de pollo al búfalo

(Listo en unos 20 min | 4 porciones | Fácil)

Ingredientes:

1 taza de pechuga de pollo cocida y cortada en cubitos

8 onzas de grasa completa: queso crema, suavizado

1/2 taza de salsa búfalo

1/3 taza de grasa completa: aderezo ranch

1/3 taza de jalapeños en escabeche picados

1 ½ tazas de queso cheddar mediano rallado, cantidad dividida

2 cebolletas, en rodajas

Direcciones:

1. Coloque el pollo en un tazón grande. Agregue el queso crema, la salsa de búfalo y el aderezo ranch. Revuelva hasta que las especias estén bien mezcladas y en su mayoría suaves. Doble en jalapeños y 1 taza de Cheddar.

2. Vierta la mezcla en una fuente para hornear redonda de 4 tazas y coloque el Cheddar restante encima. Coloque el plato en la canasta de la AirFryer.

3. Ajuste la temperatura a 350 °F y programe el temporizador durante 10 minutos.

4. Cuando termine, la parte superior estará dorada y burbujeante. Cubra con cebolletas rebanadas. Servir tibio.

¡Disfrutar!

<u>Nutrición:</u>Calorías: 472 Proteína: 25,6 g, Fibra: 0,6 g, Carbohidratos netos: 8,5 g Grasa: 32,0 g, Sodio: 1532 mg, Carbohidratos: 9,1 g Azúcar: 7,4 g.

Pan De Queso Con Jalapeño Y Tocino

(Listo en unos 25 min | Porciones 2 | Rinde 8 barras (2 barras por porción) | Normal)

Ingredientes:

2 tazas de queso mozzarella rallado

¼ taza de queso parmesano rallado

¼ taza de jalapeños en escabeche picados

2 huevos grandes

4 rebanadas de tocino sin azúcar, cocidas y picadas

Direcciones:

1. Mezcle todos los ingredientes en un tazón grande. Corte un trozo de pergamino para que quepa en la canasta de su AirFryer.

2. Humedece tus manos con un poco de agua y presiona la mezcla en un círculo. Es posible que deba separar esto en dos panes de queso más pequeños, según el tamaño de su freidora.

3. Coloque el pergamino y el pan de queso en la canasta AirFryer.

4. Ajuste la temperatura a 320 °F y programe el temporizador durante 15 minutos.

5. Voltee el pan con cuidado cuando queden 5 minutos.

6. Cuando esté completamente cocido, la superficie estará dorada. ¡Sirva caliente y disfrute!

Nutrición:Calorías: 273, Proteína: 20,1 g, Fibra: 0,1 g, Carbohidratos netos: 2,1 g Grasa: 18,1 g, Sodio: 749 mg, Carbohidratos: 2,3 g, azúcar: 0,7 g.

Rollos de pizza

(Listo en unos 25 min | Porciones 3 | Rinde 24 rollos (3 por porción) | Normal)

Ingredientes:

2 tazas de queso mozzarella rallado

1/2 taza de harina de almendras 2 huevos grandes

72 rebanadas de pepperoni

8 palitos de queso mozzarella (1 onza), cortados en 3 piezas

2 cucharadas de mantequilla sin sal, derretida

1/4 de cucharadita de ajo en polvo

½ cucharadita de perejil seco

2 cucharadas de queso parmesano rallado

Direcciones:

1. En un recipiente grande apto para microondas, coloque la mozzarella y la harina de almendras. Microondas durante 1 minuto. Retire el recipiente

y mezcle hasta formar una bola de masa. Microondas 30 segundos adicionales si es necesario.

2. Rompa los huevos en el tazón y mezcle hasta que se forme una bola de masa suave. Mójese las manos con agua y amase la masa brevemente.

3. Corte dos pedazos grandes de papel pergamino y rocíe un lado de cada uno con aceite en aerosol antiadherente.

4. Coloque la bola de masa entre las dos hojas, con los lados rociados hacia la masa. Use un rodillo para estirar la masa hasta que tenga un grosor de ¼ de pulgada.

5. Usa un cuchillo para cortar en 24 rectángulos. En cada rectángulo, coloque 3 rebanadas de pepperoni y 1 pieza de queso en tiras.

6.Dobla el rectángulo por la mitad, cubriendo el relleno de pepperoni y queso. Pellizque o enrolle los lados para cerrarlos. Corte un trozo de pergamino que se ajuste a la canasta de su AirFryer y colóquelo en la canasta. Coloque los rollos en el pergamino.

7. Ajuste la temperatura a 350 °F y programe el temporizador durante 10 minutos.

8. Después de 5 minutos, abra la freidora y voltee los rollos de pizza. Reinicie la freidora y continúe cocinando hasta que los rollos de pizza estén dorados.

9. En un tazón pequeño, coloque la mantequilla, el ajo en polvo y el perejil. Cepille la mezcla sobre los rollos de pizza cocidos y luego espolvoree con queso parmesano. Servir tibio.

Nutrición:Calorías: 333, Proteína: 20,7 g, Fibra: 0,8 g, Carbohidratos netos: 2,5 g Grasa: 24,0 g, Sodio: 708 mg, Carbohidratos: 3,3 g, Azúcar: 0,9 g.

Dip de hamburguesa con queso y tocino

(Listo en unos 30 min | Porciones 6 | Normal)

Ingredientes:

8 onzas de grasa completa: queso crema

1/4 taza de full-Fat: mayonesa

1/4 taza de grasa completa: crema agria

1/4 taza de cebolla picada

1 cucharadita de ajo en polvo

1 cucharada de salsa Worcestershire 1

1/4 tazas de queso cheddar mediano rallado, cantidad dividida

½ libra de carne molida 80/20 cocida

6 rebanadas de tocino sin azúcar, cocidas y desmoronadas

2 lanzas grandes de pepinillos, picadas.

Direcciones:

1. En un recipiente grande apto para microondas, coloque el queso crema y cocine en el microondas durante 45 segundos. Agregue la mayonesa, la crema agria, la cebolla, el ajo en polvo y una taza de salsa Worcestershire

Cheddar. Agregue el tocino y la carne molida. Espolvorea sobre el Cheddar sobrante.

2. Coloca el bol en 6" y ponlo en la cesta de la AirFryer.

3. Fije la temperatura a 400° F y ajuste el temporizador durante 10 minutos.

4. Cuando la superficie esté dorada, se espolvorea burbujeante los pepinillos sobre el plato y se sirve tibio.

Nutrición:Calorías: 457, Proteína: 21,6 g, Fibra: 0,2 g, Carbohidratos netos: 3,6 g Grasa: 35,0 g, Sodio: 589 mg, Carbohidratos: 3,8 g, Azúcar: 2,2 g.

Tortillas De Chicharrón

(Listo en unos 15 min | 4 porciones | Rinde 4 tortillas (1 por porción) | Fácil)

Ingredientes:

1 onza de chicharrones

3/4 taza de queso mozzarella rallado

2 cucharadas de full-Fat: queso crema

1 huevo grande

Direcciones:

1. Instale las cortezas de cerdo en un procesador de alimentos y tritúrelas hasta que estén finamente sucias.

2. Coloque la mozzarella en un tazón grande apto para microondas. Rompe pequeños trozos de queso crema y agrégalos al tazón. Cocine en el microondas durante 30 segundos, o hasta que ambos tipos de queso se derritan y se mezclen fácilmente en una bola. A la mezcla de queso, agregar el chicharrón molido y el huevo.

3. Continúe revolviendo hasta que la mezcla forme una bola. Si se enfría demasiado y endurece el queso, entonces cocine en el microondas por otros 10 segundos.

4. Coloque la masa a un lado en cuatro bolas pequeñas. Coloque cada bola de masa entre dos hojas de pergamino y enrolle en una capa plana de 1⁄4.

5. Coloque las tortillas en una canasta AirFryer de una sola capa; trabajar en lotes cuando sea necesario.

6. Fije la temperatura a 400° F y ajuste el temporizador durante 5 minutos.

7. Cuando estén completamente cocidas, las tortillas se volverán crujientes y firmes. ¡Sirve inmediatamente y disfruta!

Nutrición:Calorías: 145, Proteína: 10,7 g, Fibra: 0,0 g, Carbohidratos netos: 0,8 g Grasa: 10,0 g, Sodio: 291 mg, Carbohidratos: 0,8 g, Azúcar: 0,5 g.

Palos de mozzarella

(Listo en aproximadamente 1 hora 10 min | 3 porciones | Rinde 12 barras (3 por porción) | Normal)

Ingredientes:

6 palitos de queso mozzarella (1 onza)

1/2 taza de queso parmesano rallado

½-una onza de chicharrones, finamente molidos

1 cucharadita de perejil seco

2 huevos grandes

Direcciones:

1. Coloque los palitos de mozzarella en una tabla de cortar y córtelos por la mitad. Congele para reposar durante 45 minutos o hasta que esté sólido. Cuando congele durante la noche, corte los palitos congelados después de 1 hora y colóquelos en una bolsa de almacenamiento hermética con cremallera para uso futuro.

2. Combine el queso parmesano, el chicharrón molido y el perejil en un tazón grande.

3. Luego bata los huevos en un tazón mediano.

4. Cepille una mozzarella congelada sobre los huevos batidos, luego cubra con una salsa de parmesano. Repita para los palos no utilizados. Coloque los palitos de mozzarella en el recipiente de la AirFryer.

5. Ajuste la temperatura a 400° F y configure el temporizador para que se dore durante 10 minutos.

6. ¡Sirve caliente y disfruta!

Nutrición:Calorías: 236, Proteína: 19,2 g Fibra: 0,0 g, Carbohidratos netos: 4,7 g Grasa: 13,8 g, Sodio: 609 mg Carbohidratos: 4,7 g, Azúcar: 1,1 g.

Aros de cebolla envueltos en tocino

(Listo en unos 15 min | Porciones 4 | Normal)

Ingredientes:

1 cebolla grande, pelada

1 cucharada de sriracha

8 rebanadas de tocino sin azúcar

Direcciones:

1. Rebane la pomada en rebanadas de 1⁄4" de espesor. Tome dos rebanadas de cebolla y ate el tocino alrededor de los aros. Repita para la cebolla y el tocino restantes.

2. Fije la temperatura a 350° F y cambie el temporizador por 10 minutos.

3. Use pinzas para rotar los aros de cebolla a la mitad del tiempo de cocción. El tocino estará crujiente cuando esté completamente frito. ¡Come caliente y disfrútalo!

Nutrición:Calorías: 105, Proteína: 7,5 g Fibra: 0,6 g Carbohidratos netos: 3,7 g Grasa: 5,9 g, Sodio: 401 mg Carbohidratos: 4,3 g azúcar: 2,3 g.

Mini Poppers De Pimiento Dulce

(Listo en unos 30 min | Porciones 4 | Rinde 16 mitades (4 por porción) | Normal)

Ingredientes:

8 mini pimientos dulces

4 onzas de grasa completa: queso crema, ablandado

4 rebanadas de tocino sin azúcar, cocidas y desmoronadas

1/4 taza de queso pepper jack rallado

Direcciones:

1. Corte las puntas de los pimientos y córtelos por la mitad a lo largo. Cortar semillas y membranas con un cuchillo pequeño.

2. Junte el queso crema, el tocino y el pepper jack en una tina poco profunda.

3. En cada pimiento dulce, ponga 3 cucharaditas de la mezcla y presione suavemente con fuerza—coloque en la freidora.

4. Ajuste la temperatura a 400° F y ajuste el temporizador durante ocho minutos.

5. ¡Sirve dulce y disfruta!

Nutrición:Calorías: 176, Proteína: 7,4 g, Fibra: 0,9 g Carbohidratos netos: 2,7 g Grasa: 13,4 g, Sodio: 309 mg, Carbohidratos: 3,6 g azúcar: 2,2 g.

Dip picante de espinacas y alcachofas

(Listo en unos 20 min | Porciones 6 | Fácil)

Ingredientes:

10 onzas de espinacas congeladas, escurridas y descongeladas

1 lata (14 onzas) de corazones de alcachofa, escurridos y picados

1/4 taza de jalapeños en escabeche picados

8 onzas de grasa completa: queso crema, ablandado

1/4 taza de full-Fat:mayonesa

1/4 taza de grasa completa: crema agria

1/2 cucharadita de ajo en polvo

¼ taza de queso parmesano rallado

1 taza de queso pepper jack rallado

Direcciones:

1. Combine los ingredientes en una fuente para hornear de 4 tazas. Coloque la cesta en la AirFryer.

2. Fije la temperatura a 320° F y cambie el temporizador por 10 minutos.

3. Comienza como naranja, luego burbujea. ¡Sirve fresco y disfruta!

Nutrición:Calorías: 226, Proteína: 10,0 g, Fibra: 3,7 g, Carbohidratos netos: 6,5 g Grasa: 15,9 g, Sodio: 776 mg, Carbohidratos: 10,2 g azúcar: 3,4 g.

Masa de pizza personal de mozzarella

(Listo en unos 15 min | Porciones 1 | Normal)

Ingredientes:

1/2 taza de queso mozzarella de leche entera rallado

2 cucharadas de harina de almendras blanqueadas finamente molidas

1 cucharada de grasa completa: queso crema

1 clara de huevo grande

Direcciones:

1. *En un tazón mediano apto para microondas, coloque la mozzarella, la harina de almendras y el queso crema. Microondas que duró 30 segundos.*

Revuelva hasta que la bola de masa se forme suavemente. Agregue la clara de huevo y revuelva hasta que la masa se forme suave y redonda.

2. Presione la masa de una pizza de 6 vueltas.

3. Corte un trozo de pergamino para que quepa en la canasta de su AirFryer y coloque la corteza sobre el pergamino.

4. Fije la temperatura a 350° F y ajuste el temporizador durante 10 minutos.

5. Voltee la corteza después de 5 minutos y coloque los ingredientes que desee en este momento. Continúe cocinando hasta que esté dorado. Servir inmediatamente.

Nutrición:Calorías: 314, Proteína: 19,9 g Fibra: 1,5 g, Carbohidratos netos: 3,6 g Grasa: 22,7 g, Sodio: 457 mg Carbohidratos: 5,1 g, Azúcar: 1,8 g.

Pan De Ajo Y Queso

(Listo en unos 20 min | Porciones 2 | Fácil)

Ingredientes:

1 taza de queso mozzarella rallado

1/4 taza de queso parmesano rallado

1 huevo grande

1/2 cucharadita de ajo en polvo

Direcciones:

1. Mezcle los ingredientes en un tazón grande. Corte un trozo de pergamino para que quepa en su canasta con AirFryer. Presione la mezcla sobre el pergamino en un círculo y colóquelo en la cesta de la AirFryer.

2. Fije la temperatura a 350° F y cambie el temporizador por 10 minutos.

3 ¡Sirve caliente y disfruta!

Nutrición:Calorías: 258, Proteína: 19,2 g Fibra: 0,1 g Carbohidratos netos: 3,6 g Grasa: 16,6 g, Sodio: 612 mg Carbohidratos: 3,7 g, Azúcar: 0,7 g.

Pizza de tres carnes sin corteza

(Listo en unos 10 min | Porciones 1 | Fácil)

Ingredientes:

1/2 taza de queso mozzarella rallado

7 rebanadas de pepperoni

1/4 taza de chorizo molido cocido

2 rebanadas de tocino sin azúcar, cocido y desmenuzado

1 cucharada de queso parmesano rallado

2 cucharadas de salsa de pizza baja en carbohidratos y sin azúcar para mojar

Direcciones:

1. Cubra el fondo del molde para pasteles con mozzarella. Coloque el pepperoni, la salchicha y el tocino encima del queso y espolvoree con el queso parmesano. Coloque la sartén en la cesta de la AirFryer.

2. Cambie la temperatura a 400° F y configure un temporizador de 5 minutos.

3. Cortar hasta que el queso esté crujiente y burbujeante. Sirva caliente con una salsa de pizza para mojar.

¡Disfrutar!

Nutrición:Calorías: 466, Proteína: 28,1 g Fibra: 0,5 g, Carbohidratos netos: 4,7 g Grasa: 34,0 g, Sodio: 1446 mg Carbohidratos: 5,2 g, Azúcar: 1,6 g.

Almendras tostadas BBQ ahumadas

(Listo en aproximadamente 11 min | Porciones 2 | Fácil)

Ingredientes:

1 taza de almendras crudas

2 cucharaditas de aceite de coco

1 cucharadita de chile en polvo

1/4 de cucharadita de comino

1/4 de cucharadita de pimentón ahumado

1/4 de cucharadita de cebolla en polvo

Direcciones:

1. Vierta todos los ingredientes en un tazón ancho hasta que las almendras estén uniformemente llenas de aceite y especias; coloque las almendras en la canasta para AirFryer.

2. Fije la temperatura a 320° F y cambie el temporizador por 6 minutos.

3. Retire la canasta de la freidora a la mitad del tiempo de cocción. Habilite para refrescarse absolutamente.

¡Disfrutar!

Nutrición:Calorías:182, Proteína: 6,2 g, Fibra: 3,3 g, Carbohidratos netos: 3,3 g Grasa: 16,3 g, Sodio: 19 mg, Carbohidratos: 6,6 g azúcar: 1,1 g.

Carne seca

(Listo en aproximadamente 4 horas | Porciones 10 | Normal)

Ingredientes:

1 libra de carne de res plana, en rodajas finas

1/4 taza de salsa de soya

2 cucharaditas de salsa Worcestershire

1/4 de cucharadita de hojuelas de pimienta roja triturada

1/4 de cucharadita de ajo en polvo

1/4 de cucharadita de cebolla en polvo

Direcciones:

1. Ponga todos los ingredientes en una bolsa de plástico o frasco sellado y deje marinar en el refrigerador por 2 horas.

2. Coloque cada rebanada de cecina en una sola capa en el estante AirFryer.

3. Fije la temperatura a 160° F y cambie el temporizador por 4 horas.

4.Almacenar hasta 1 semana en recipientes herméticos.

Nutrición:Calorías:85, Proteína: 10,2 g, Fibra: 0,0 g, Carbohidratos netos: 0,6 g Grasa: 3,5 g, Sodio: 387 mg, Carbohidratos: 0,6 g azúcar: 0,2 g.

Nachos de chicharrón

(Listo en unos 10 min | Porciones 2 | Fácil)

Ingredientes:

1 onza de chicharrones

4 onzas de pollo cocido desmenuzado

1/2 taza de queso monterrey rallado

1/4 taza de jalapeños en escabeche rebanados

1/4 taza de guacamole

1/4 taza de grasa completa: crema agria

Direcciones:

1. Coloque los chicharrones en una fuente para hornear redonda de 6 ". Rellene con pollo a la parrilla y queso Monterey jack. Coloque la fuente en la canasta con la AirFryer.

2. Ajuste la temperatura a 370° F y ajuste el temporizador durante 5 minutos o hasta que el queso se haya derretido.

3. Coma de inmediato con jalapeños, guacamole y crema agria.

¡Disfrutar!

Nutrición:Calorías:395, Proteína: 30,1 g, Fibra: 1,2 g, Carbohidratos netos: 1,8 g Grasa: 27,5 g, Sodio: 763 mg, Carbohidratos: 3,0 g azúcar: 1,0 g.

Almendras Tostadas Rancheras

(Listo en unos 10 min | Porciones 1 | Fácil)

Ingredientes:

2 tazas de almendras crudas

2 cucharadas de mantequilla sin sal, derretida

1/2 paquete (1 onza) de aderezo ranchero

Direcciones:

1. *Revuelva las almendras en un tazón ancho con mantequilla para cubrir uniformemente. Espolvoree la mezcla ranchera y espolvoree sobre las almendras; coloque las almendras en la canasta para AirFryer.*

2. *Fije la temperatura a 320° F y cambie el temporizador por 6 minutos.*

3. *Agite una canasta durante la preparación, dos o tres veces.*

4. *Deje que se enfríe durante al menos 20 minutos. Durante la refrigeración, las almendras pueden estar suaves para volverse más crujientes. Coloque hasta 3 días en un frasco hermético.*

¡Disfrutar!

Nutrición:Calorías:190, Proteína: 6,0 g, Fibra: 3,0 g, Carbohidratos netos: 4,0 g Grasa: 16,7 g, Sodio: 133 mg, Carbohidratos: 7,0 g azúcar: 1,0 g.

Brócoli asado cargado

(Listo en unos 20 min | Porciones 2 | Fácil)

Ingredientes:

3 tazas de floretes de brócoli fresco

1 cucharada de aceite de coco

1/2 taza de queso Cheddar fuerte rallado

1/4 taza de grasa completa: crema agria

4 rebanadas de tocino sin azúcar, cocido y desmenuzado

1 cebollín, en rodajas

Direcciones:

1. Lleve el brócoli al tanque AirFryer y rocíelo con aceite de coco.

2. Fije la temperatura a 350° F y cambie el temporizador 10 minutos más.

3. Lanza una canasta dos o tres veces durante el entrenamiento o evita las zonas quemadas.

4. Retire de la freidora mientras el brócoli continúa crujiente en la parte superior. Cubra para decorar con queso derretido, crema agria y rebanadas desmenuzadas de tocino y cebollín.

Nutrición:Calorías: 361, Proteína: 18,4 g, Fibra: 3,6 g, Carbohidratos netos: 6,9 g Grasa: 25,7 g, Sodio: 564 mg, Carbohidratos: 10,5 g, Azúcar: 3,3 g.

Rábanos asados con mantequilla de hierbas y ajo

(Listo en unos 20 min | 4 porciones | Fácil)

Ingredientes:

1 libra de rábanos

2 cucharadas de mantequilla sin sal, derretida

1/2 cucharadita de ajo en polvo

½ cucharadita de perejil seco

1/4 de cucharadita de orégano seco

1/4 de cucharadita de pimienta negra molida

Direcciones:

1. Separe los rábanos de las raíces y córtelos en pedazos.

2. Luego aplique mantequilla y condimentos en una tina poco profunda. En la mantequilla de hierbas, agite los rábanos y póngalos en la cesta de la AirFryer.

3. Fije la temperatura a 350° F y cambie el temporizador por 10 minutos.

4. Eche los rábanos en la canasta AirFryer a la mitad del tiempo de cocción. Permita que se enfríe antes de que los bordes comiencen a ponerse anaranjados.

5. ¡Sirva caliente y disfrute!

<u>Nutrición:</u>Calorías: 63, Proteína: 0,7 g Fibra: 1,3 g, Carbohidratos netos: 1,6 g Grasa: 5,4 g, Sodio: 28 mg Carbohidratos: 2,9 g, Azúcar: 1,4 g.

Champiñones Rellenos De Salchicha

(Listo en unos 16 min | Porciones 2 | Fácil)

Ingredientes:

6 tapas grandes de champiñones portobello

½ libra de salchicha italiana

1/4 taza de cebolla picada

2 cucharadas de harina de almendras finamente molida blanqueada

¼ taza de queso parmesano rallado

1 cucharadita de ajo fresco picado

Direcciones:

1. Usa una cuchara para ahuecar cada tapa de los champiñones y guarda las raspaduras.

2. Dorar la salchicha en una cacerola mediana a fuego medio durante unos 10 minutos,

o hasta que esté completamente cocido y no queden restos rosados. Escurra y luego aplique las raspaduras almacenadas de champiñones, repollo, harina de almendras, queso parmesano y ajo. Doble los ingredientes suavemente y continúe cocinando durante un minuto más, luego retírelos del fuego.

3. Saque la mezcla uniformemente en tapas de champiñones y coloque las tapas en una tina redonda de 6. Coloque la sartén en la cesta de la AirFryer.

4. Ajuste la temperatura a 375° F y ajuste el temporizador durante ocho minutos.

5. Las tapas se dorarán y burbujearán cuando se terminen de freír, y sírvalas blandas.

Nutrición:Calorías: 404, Proteína: 24,3 g Fibra: 4,5 g, Carbohidratos netos: 13,7 g Grasa: 25,8 g, Sodio: 1.106 mg Carbohidratos: 18,2 g azúcar: 8,1 g.

Tots de coliflor con queso

(Listo en unos 30 min | Porciones 6 | Fácil)

Ingredientes:

1 cabeza grande de coliflor

1 taza de queso mozzarella rallado

1/2 taza de queso parmesano rallado

1 huevo grande

1/4 de cucharadita de ajo en polvo

1/4 de cucharadita de perejil seco

1/8 de cucharadita de cebolla en polvo

Direcciones:

1. Llene una olla grande con 2 tazas de agua en la estufa e inserte una vaporera en el horno. Ponga a hervir el baño. Rompa la coliflor en flor y colóquela en una caja de vapor, cubra la olla y la tapa.

2. Deje cocer al vapor la coliflor durante 7 minutos hasta que esté tierna. Coloque la estopilla o el paño de cocina limpio de la cesta de vapor y déjelo enfriar. Empuje el fregadero para eliminar la mayor cantidad de humedad adicional posible. Si no se elimina toda la humedad, la mezcla será demasiado suave para formar tots. Triture hasta obtener una consistencia suave con una cuchilla.

3. En un tazón grande, coloque la coliflor y agregue la mozzarella, el parmesano, el huevo, el ajo en polvo, el perejil y la cebolla en polvo. Retire hasta que esté bien combinado. La mezcla debe ser suave pero fácil de moldear.

4. Tome 2 cucharadas de la mezcla y enrolle la mezcla en forma de tot. Repita con la mezcla sobrante. Coloque la cesta en la AirFryer.

5. Fije la temperatura a 320° F y ajuste el temporizador durante 12 minutos.

6. Voltee los tots a la mitad del período de cocción. Los tots de coliflor deben estar dorados cuando estén completamente cocidos. Sirva tibios.

<u>Nutrición:</u>Calorías: 181, Proteína: 13,5 g, Fibra: 3,0 g, Carbohidratos netos: 6,6 g Grasa: 9,5 g, Sodio: 417 mg, Carbohidratos: 9,6 g azúcar: 3,2 g.

Coles de bruselas crujientes

(Listo en unos 15 min | 4 porciones | Fácil)

Ingredientes:

1 libra de coles de Bruselas

1 cucharada de aceite de coco

1 cucharada de mantequilla sin sal, derretida

Direcciones:

1. *Extraiga todos los brotes de hojas sueltas de Bruselas y córtelos por la mitad cada uno.*

2. *Rocíe con aceite de coco y colóquelo en la cesta de la AirFryer.*

3. *Fije la temperatura a 400° F y cambie el temporizador por 10 minutos. Es posible que desee revolver suavemente a la mitad del tiempo de cocción, dependiendo de cómo comiencen a dorarse.*

4. *Deben estar tiernos con manchas caramelizadas más oscuras cuando estén completamente horneados. Rociar con mantequilla derretida y cortar del recipiente de la freidora. Servir de inmediato.*

Nutrición:Calorías: 90, Proteína: 2,9 g Fibra: 3,2 g Carbohidratos netos: 4,3 g Grasa: 6,1 g, Sodio: 21 mg Carbohidratos: 7,5 g azúcar: 1,9 g.

Chips De Calabacín Y Parmesano

(Listo en unos 20 min | Porciones 1 | Fácil)

Ingredientes:

2 calabacines medianos

1 onza de chicharrones

1/2 taza de queso parmesano rallado

1 huevo grande

Direcciones:

1. Rodajas de calabacín en tiras de 1⁄4" de grosor. Ponga 30 minutos entre dos capas de toallas de papel o una toalla de cocina limpia para eliminar cualquier exceso de humedad.

2. Coloque el chicharrón en un procesador de alimentos y tritúrelo hasta que esté finamente molido. Vierta en un tazón mediano y combínelo con queso parmesano.

3. Bate el huevo en una cacerola poco profunda.

4. Sumerja las rodajas de calabacín en la mezcla de huevo y luego en la mezcla de chicharrón, cubra lo más completamente posible. Coloque cada rebanada con cuidado en una sola capa del tazón AirFryer, operando según sea necesario en lotes.

5. Cambie la temperatura a 320° F y programe un temporizador de 10 minutos.

6. Voltee las papas fritas a la mitad del tiempo para cocinar. ¡Sirve caliente y disfruta!

Nutrición:Calorías: 121, Proteína: 9,9 g Fibra: 0,6 g Carbohidratos netos: 3,2 g, Grasa: 6,7 g, Sodio: 364 mg Carbohidratos: 3,8 g azúcar: 1,6 g.

Ajo Asado

(Listo en unos 20 min | Porciones 1 | Fácil)

Ingredientes:

1 cabeza de ajo mediana

2 cucharaditas de aceite de aguacate

Direcciones:

1. Retire cualquier exceso de cáscara que cuelgue del ajo y cubra los dientes. Apagar

1/4 del mango del ajo, con las puntas de los dientes visibles.

2. Spray de aceite de aguacate. Coloque la cabeza de ajo en una hoja pequeña de papel de aluminio y enciérrela por completo. Colóquelo en la canasta para AirFryer.

3. Fije la temperatura a 400° F y cambie el temporizador por 20 minutos. Si tu cabeza de ajo es un poco más pequeña, tómate 15 minutos para comprobarlo.

4. Todo debe estar dorado y muy esponjoso cuando termine.

5. Los clavos deben salir para comer y esparcirse o rebanarse rápidamente. En el refrigerador, guarde en un frasco hermético hasta por 5 días. También puede congelar dientes individuales en una bandeja para hornear, luego bloquearlos juntos hasta que se congelen en un frasco de almacenamiento seguro para el congelador.

Nutrición:Calorías: 11, Proteína: 0,2 g, Fibra: 0,1 g, Carbohidratos netos: 0,9 g Grasa: 0,7 g, Sodio: 0 mg, Carbohidratos: 1,0 g azúcar: 0,0 g.

papitas de col

(Listo en unos 10 min | Porciones 4 | Fácil)

Ingredientes:

4 tazas de col rizada al vapor

2 cucharaditas de aceite de aguacate

1/2 cucharadita de sal

Direcciones:

1. *Agitar la col rizada en aceite de aguacate en una tina grande y espolvorear con sal. Colóquelo en la canasta de AirFryer.*
2. *Cambie la temperatura a 400° F y programe un temporizador de 5 minutos.*
3. *Cuando termine, la col rizada estará crujiente. Servir de inmediato.*

Nutrición:Calorías: 25, Proteína: 0,5 g Fibra: 0,4 g, Carbohidratos netos: 0,7 g Grasa: 2,2 g, Sodio: 295 mg Carbohidratos: 1,1 g azúcar: 0,3 g.

Coliflor Búfalo

(Listo en unos 10 min | Porciones 4 | Fácil)

Ingredientes:

4 tazas de floretes de coliflor

2 cucharadas de mantequilla salada, derretida

1/2 (1 onza) paquete de condimento rancho seco

1/4 taza de salsa búfalo

Direcciones:

1. En un tazón grande, mezcle la coliflor con mantequilla y dryrancho. Colóquelo en la cesta AirFryer.

2. Ajuste la temperatura a 400 °F y programe el temporizador durante 5 minutos.

3. Agite la canasta dos o tres veces durante la cocción. Cuando esté tierna, retire la coliflor de la canasta de la freidora y mézclela con la salsa buffalo. Servir tibio.

Nutrición:Calorías: 87, Proteína: 2,1 g Fibra: 2,1 g, Carbohidratos netos: 5,2 g Grasa: 5,6 g, Sodio: 803 mg Carbohidratos: 7,3 g azúcar: 2,1 g.

cazuela de judías verdes

(Listo en unos 15 min | 4 porciones | Fácil)

Ingredientes:

4 cucharadas de mantequilla sin sal

1/4 taza de cebolla amarilla picada

1/2 taza de champiñones blancos picados

1/2 taza de crema batida espesa

1 onza de grasa completa: queso crema

1/2 taza de caldo de pollo

1/4 de cucharadita de goma xantana 1 libra de judías verdes frescas, con los bordes recortados

½ onza de chicharrones, finamente molidos

Direcciones:

1. Derrita la mantequilla en una cacerola mediana a fuego lento. Cocine la cebolla y los champiñones durante unos 3 a 5 minutos antes de que se vuelvan suaves y fragantes.

2. Aplique crema batida dura, queso crema y caldo a la cacerola. Batir fácilmente antes. Llevar a ebullición, luego disminuir a fuego lento. Espolvorea la goma xantana en la sartén y cocina.

3. Corte las judías verdes en 2 piezas y colóquelas en una fuente para hornear circular de 4 tazas. Vierta la mezcla de salsa sobre ellos y revuelva hasta que esté cocido. Cubra el recipiente con las cortezas de la carne de cerdo molida.

4. Fije la temperatura a 320° F y cambie el temporizador por 15 minutos.

5. Cubrir cuando esté completamente cocido, dorado y tiernas las judías verdes. Servir suave.

Nutrición:Calorías: 267, Proteína: 3,6 g, Fibra: 3,2 g, Carbohidratos netos: 6,5 g Grasa: 23,4 g, Sodio: 161 mg, Carbohidratos: 9,7 g, azúcar: 5,1 g.

Coliflor asada con lima y cilantro

(Listo en unos 17 min | 4 porciones | Fácil)

Ingredientes:

2 tazas de floretes de coliflor picados

2 cucharadas de aceite de coco, derretido

2 cucharaditas de chile en polvo

1/2 cucharadita de ajo en polvo

1 lima mediana

2 cucharadas de cilantro picado

Direcciones:

1. Mezcle la coliflor en un recipiente amplio con aceite de coco. Espolvorea con chile molido y ajo. Coloque la coliflor sazonada en la canasta para AirFryer.

2. Fije la temperatura a 350° F y cambie el temporizador por 7 minutos.

3. La coliflor se humedece y empieza a dorarse por los lados. Poner en un bol para comer.

4. Corta la lima en cuartos y vierte el jugo de coliflor por encima. Adorne con cilantro.

¡Disfrutar!

Nutrición:Calorías: 73, Proteína: 1,1 g Fibra: 1,1 g, Carbohidratos netos: 2,2 g Grasa: 6,5 g, Sodio: 16 mg Carbohidratos: 3,3 g azúcar: 1,1 g.

Panecillos

(Listo en unos 22 min | 4 porciones | Fácil)

Para 6

Ingredientes:

1 taza de queso mozzarella rallado

1 onza de grasa completa: queso crema

1 taza de harina de almendras finamente molida blanqueada

1/4 taza de linaza molida

½ cucharadita de polvo de hornear

1 huevo grande

Direcciones:

1. En un plato grande apto para microondas, ponga la mozzarella, el queso crema y la harina de almendras—1 minuto en el microondas. Mezcle hasta que quede suave.

2. Sustituya la linaza, el polvo de hornear y el huevo hasta que quede suave y completamente mezclado. Si se vuelve demasiado rígido, pulse otros 15 segundos.

3. Separe la masa en seis partes y enróllela en bolas. Coloque las bolas en la canasta para AirFryer.

4. Cambie a 320° F y ajuste el temporizador a 12 minutos.

5. Haga que los rollos se enfríen completamente antes de servir.

Nutrición:Calorías: 228, Proteína: 10,8 g, Fibra: 3,9 g, Carbohidratos netos: 2,9 g Grasa: 18,1 g, Sodio: 188 mg, Carbohidratos: 6,8 g azúcar: 1,2 g.

Galletas de ajo con queso y harina de coco

(Listo en unos 22 min | 4 porciones | Fácil)

Ingredientes:

1/3 taza de harina de coco

1/2 cucharadita de polvo de hornear

1/2 cucharadita de ajo en polvo

1 huevo grande

1/4 taza de mantequilla sin sal, derretida y dividida

1/2 taza de queso Cheddar fuerte rallado

1 cebollín, en rodajas

Direcciones:

1. Mezcle la harina de coco, el polvo de hornear y el ajo en polvo en un plato grande.

2. Agregue el huevo, la mitad de la mantequilla derretida, el queso cheddar y las cebolletas. Vierta la mezcla en un molde para hornear circular de 6 ". Póngalo dentro del marco de la AirFryer.

3. Fije la temperatura a 320° F y cambie el temporizador por 12 minutos.

4. Retire de la sartén para comer y deje que se enfríe por completo. Cortar en cuatro pedazos y verter sobre cada mantequilla restante.

¡Disfrutar!

Nutrición:Calorías: 218, Proteína: 7,2 g Fibra: 3,4 g, Carbohidratos netos: 3,4 g Grasa: 16,9 g, Sodio: 177 mg Carbohidratos: 6,8 g azúcar: 2,1 g.

chips de rábano

(Listo en unos 15 min | 4 porciones | Fácil)

Ingredientes:

2 tazas de agua

1 libra de rábanos

1/4 de cucharadita de cebolla en polvo

1/4 de cucharadita de pimentón

1/2 cucharadita de ajo en polvo

2 cucharadas de aceite de coco, derretido

Direcciones:

1. Ponga agua en una cacerola mediana sobre la estufa y hierva.

2. Corte la parte superior e inferior de cada rábano, luego corte cada rábano en rodajas finas y uniformes con una mandolina. Para esta etapa, también podría estar usando la cuchilla para rebanar en el procesador de alimentos.

3. Coloque las rodajas de rábano en agua hirviendo durante 5 minutos o hasta que estén transparentes. Retire del baño y póngalo en una toalla de cocina limpia para absorber la humedad adicional.

4. Coloque en un tazón grande los chips de rábano con los ingredientes restantes y sazone hasta que estén completamente cubiertos de grasa. Coloque los chips de rábano dentro de la cesta de la AirFryer.

5. Cambie a 320° F y ajuste el temporizador a 5 minutos.

6. Agite una canasta durante el proceso de cocción, dos o tres veces. ¡Disfrutar!

Nutrición:Calorías: 77, Proteína: 0,8 g, Fibra: 1,8 g, Carbohidratos netos: 2,2 g Grasa: 6,5 g, Sodio: 40 mg, Carbohidratos: 4,0 g azúcar: 2,0 g.

Pan plano

(Listo en aproximadamente 11 min | Porciones 2 | Fácil)

Ingredientes:

1 taza de queso mozzarella rallado

1/4 taza de harina de almendras finamente molida blanqueada

1 onza de grasa completa: queso crema, ablandado

Direcciones:

1. Derrita la mozzarella en un recipiente grande apto para microondas durante 30 segundos. Incorpora la harina de almendras hasta que esté cremosa, luego agrega el queso crema. Continúe mezclando hasta que la masa se forme, amasándola suavemente con las manos mojadas si es necesario.

2. Divida la masa en dos partes y extiéndala entre dos pergaminos de 1⁄4 "de espesor. Corte otra rebanada de pergamino para que coincida con la bandeja de su AirFryer.

3. Coloque un trozo de pan plano en su pergamino y en la AirFryer y trabaje en dos lotes si es necesario.

4. Ajuste la temperatura a 320° F y ajuste el temporizador durante siete minutos.

5. Voltee el pan plano a la mitad del tiempo de cocción. Servir caliente.

Nutrición:Calorías: 296, Proteína: 16,3 g Fibra: 1,5 g, Carbohidratos netos: 3,3 g Grasa: 22,6 g, Sodio: 402 mg Carbohidratos: 4,8 g Azúcar: 1,5 g.

papas fritas con aguacate

(Listo en unos 22 min | 4 porciones | Fácil)

Ingredientes:

2 aguacates medianos

1 onza de chicharrones, finamente molidos

Direcciones:

1. Corta la mitad de cada aguacate. Romper el fuselaje. Retire la cáscara con cuidado, luego corte la carne en tiras de 1⁄4" de grosor.

2. Coloque los chicharrones en un tazón mediano y presione cada rebanada de aguacate sobre los chicharrones para cubrirlos por completo.

3. Fije la temperatura a 350° F y programe el temporizador durante cinco minutos.

4. Sirva tibio.

Nutrición:Calorías: 153, Proteína: 5,4 g Fibra: 4,6 g, Carbohidratos netos: 1,3 g Grasa: 11,9 g, Sodio: 121 mg Carbohidratos: 5,9 g azúcar: 0,2 g.

Chips estilo Pita

(Listo en unos 15 min | 4 porciones | Fácil)

Ingredientes:

1 taza de queso mozzarella rallado

½ onza de chicharrones, finamente molidos

¼ de taza de harina de almendras finamente molida blanqueada

1 huevo grande

Direcciones:

1. Coloque la mozzarella en un recipiente grande para microondas y microondas durante 30 segundos o hasta que se haya derretido. Agregue los ingredientes restantes y revuelva hasta obtener un acabado suave; la

masa rápidamente se convierte en una bola. Microondas durante 15 segundos si la masa es demasiado áspera.

2. Estire la masa en un rectángulo ancho entre dos hojas de pergamino y luego use un cuchillo para cortar chips en forma de triángulo. Coloque las papas fritas en la canasta para AirFryer.

3. Fije la temperatura a 350° F y programe el temporizador durante cinco minutos.

4. Cuando termine, las fichas serán de color dorado y sólidas. Se pondrán mucho más firmes a medida que se enfríen.

Nutrición:Calorías: 161, Proteína: 11,3 g Fibra: 0,8 g, Carbohidratos netos: 1,4 g Grasa: 11,6 g, Sodio: 251 mg Carbohidratos: 2,2 g azúcar: 0,6 g.

Berenjena asada

(Listo en unos 30 min | Porciones 4 | Fácil)

Ingredientes:

1 berenjena grande

2 cucharadas de aceite de oliva

1/4 cucharadita de sal

1/2 cucharadita de ajo en polvo

Direcciones:

1. Cortar las berenjenas por arriba y por abajo. Partir la berenjena en tiras pequeñas y gruesas.

2. Rociar las rodajas con aceite de oliva y espolvorear con sal y ajo en polvo. Poner los trozos de berenjena en el recipiente.

3. Fije la temperatura a 390° F y cambie el temporizador por 15 minutos.

4. ¡Sirva inmediatamente y disfrute!

Nutrición:Calorías: 91, Proteína: 1,3 g, Fibra: 3,7 g, Carbohidratos netos: 3,8 g Grasa: 6,7 g, Sodio: 147 mg, Carbohidratos: 7,5 g azúcar: 4,4 g.

Pan Focaccia De Hierbas Y Parmesano

(Listo en unos 20 min | Porciones 6 | Normal)

Ingredientes:

1 taza de queso mozzarella rallado

1 onza de grasa completa: queso crema

1 taza de harina de almendras finamente molida blanqueada

1/4 taza de linaza dorada molida

1/4 taza de queso parmesano rallado

1/2 cucharadita de bicarbonato de sodio

2 huevos grandes

1/2 cucharadita de ajo en polvo

1/4 de cucharadita de albahaca seca

1/4 de cucharadita de romero seco

2 cucharadas de mantequilla salada, derretida y dividida

Direcciones:

1. En un recipiente grande apto para microondas y en el microondas, ponga la mozzarella, el queso crema y la harina de almendras durante 1 minuto. Agregue parmesano, linaza y bicarbonato de sodio, y agite hasta que la bola se vuelva plana. Si la mezcla se enfría demasiado pronto, la mezcla será difícil. Regrese al microondas para calentar durante 10 a 15 segundos si es necesario.

2. Pollos sustitutos. Es posible que necesite usar sus manos para integrarlos al máximo. Solo sigue cocinando, e incorpóralos a la masa.

3. Mezcle la masa de ajo en polvo con la albahaca y el romero y amase en la masa. Engrase 1 cucharada de mantequilla derretida en un molde para hornear redondo.

Coloque la masa en la sartén por igual. Coloque la sartén en la cesta de la AirFryer.

4. Fije la temperatura a 400° F y cambie el temporizador por 10 minutos.

5. Cubra con papel aluminio a los 7 minutos si el pan comienza a oscurecerse demasiado.

6. Retire y enfríe durante al menos 30 minutos, mezcle con la mantequilla restante y sirva.

Nutrición:Calorías: 292, Proteína: 13,1 g, Fibra: 4,0 g, Carbohidratos netos: 3,6 g Grasa: 23,4 g, Sodio: 370 mg, Carbohidratos: 7,6 g, azúcar: 1,2 g.

Papas fritas caseras rápidas y fáciles

(Listo en unos 20 min | 4 porciones | Fácil)

Ingredientes:

1 jícama mediana, pelada

1 cucharada de aceite de coco, derretido

1/4 de cucharadita de pimienta negra molida

½ cucharadita de sal rosa del Himalaya

1 pimiento verde mediano, sin semillas y cortado en cubitos

1/2 cebolla blanca mediana, pelada y cortada en cubitos

Direcciones:

1. Rompe las jícamas en cubos. Poner en un bol amplio y mezclar con el aceite de coco hasta sazonar. Espolvorear con la pimienta y la sal. Poner el pimiento y la cebolla en el recipiente de la freidora.

2. Cambie la temperatura a 400 °F y configure un temporizador de 10 minutos.

3. Al freír, sacúdalo tres veces. La jícama estará suave y oscura alrededor de los bordes y se servirá de inmediato.

Nutrición:Calorías: 97, Proteína: 1,5 g, Fibra: 8,0 g, Carbohidratos netos: 7,8 g Grasa: 3,3 g, Sodio: 202 mg, Carbohidratos: 15,8 g azúcar: 4,0 g.

Papas Fritas De Jícama

(Listo en unos 30 min | Porciones 4 | Fácil)

Ingredientes:

1 jícama pequeña, pelada

3/4 de cucharadita de chile en polvo

1/4 de cucharadita de ajo en polvo

1/4 de cucharadita de cebolla en polvo

1/4 de cucharadita de pimienta negra molida

Direcciones:

1. Partir la jícama en cubos de 1". Poner en un recipiente amplio y mezclar con el aceite de coco hasta sazonar. Espolvorear con la pimienta y la sal. Poner el pimiento y la cebolla en el recipiente de la freidora.

2. Cambie la temperatura a 400° F y programe un temporizador de 10 minutos.

3. Al freír, agitar dos o tres veces. La jícama estará suave y oscura alrededor de los bordes y se servirá de inmediato.

<u>Nutrición:</u>Calorías: 37, Proteína: 0,8 g, Fibra: 4,7 g, Carbohidratos netos: 4,0 g Grasa: 0,1 g, Sodio: 18 mg, Carbohidratos: 8,7 g azúcar: 1,7 g.

Tomates verdes fritos

(Listo en unos 17 min | 4 porciones | Fácil)

Ingredientes:

2 tomates verdes medianos

1 huevo grande

1/4 taza de harina de almendras finamente molida blanqueada

1/3 taza de queso parmesano rallado

Direcciones:

1. Corte los tomates en tiras de 1⁄2" de grosor. Bata el huevo en un tazón mediano. Mezcle la harina de almendras y el queso parmesano en un tazón grande.

2. Sumerja cada rodaja de tomate en el huevo, luego páselo por la mezcla de harina de almendras y coloque las rodajas en la cesta AirFryer.

3. Ajuste la temperatura a 400° F y ajuste el temporizador durante siete minutos.

4. Dar la vuelta a las lonchas a la mitad de la preparación. Servir inmediatamente.

Nutrición:Calorías: 106, Proteína: 6,2 g Fibra: 1,4 g Carbohidratos netos: 4,5 g Grasa: 6,7 g, Sodio: 175 mg Carbohidratos: 5,9 g, Azúcar: 2,8 g.

Pepinillos fritos

(Listo en unos 15 min | 4 porciones | Fácil)

Ingredientes:

1 cucharada de harina de coco

1/3 taza de harina de almendras finamente molida blanqueada

1 cucharadita de chile en polvo

1/4 de cucharadita de ajo en polvo

1 huevo grande

1 taza de pepinillos en rodajas

Direcciones:

1. En un plato mediano, mezcle la harina de coco, la harina de almendras, el chile en polvo y el ajo en polvo.

2. Batir el huevo en una taza pequeña.

3. Golpee con una toalla de papel cada pepinillo y sumérjalo en el huevo. Luego dragar en la mezcla con harina. Ponga los pepinillos en el recipiente para AirFryer.

4. Cambie a 400° F y ajuste el temporizador a 5 minutos.

5. Voltee los pepinillos a la mitad de la preparación.

Nutrición:Calorías: 85, Proteína: 4,3 g Fibra: 2,3 g, Carbohidratos netos: 2,3 g Grasa: 6,1 g, Sodio: 351 mg Carbohidratos: 4,6 g azúcar: 1,2 g.

Condimento De Coliflor

(Listo en unos 22 min | 4 porciones | Fácil)

Ingredientes:

1 cabeza de coliflor, cortada en floretes pequeños

2 cucharaditas de ajo en polvo

1 cucharada de mantequilla, derretida

1/2 taza de salsa de chile

Aceite de oliva

Pizca de sal y pimienta

Direcciones:

1. En un tazón, vierta el aceite sobre los floretes de coliflor para cubrirlos ligeramente; sazone con sal, pimienta y ajo en polvo y revuelva.

2. Colóquelo en AirFryer a 350 °F durante 14 minutos y retírelo. Agregue la salsa de chile y la mantequilla derretida, luego vierta sobre los floretes para cubrirlos bien.

3. Regrese a la AirFryer y cocine de 3 a 4 minutos más.

¡Disfrutar!

Nutrición:Calorías: 250 kcal.

Frijoles Garam Masala

(Listo en unos 17 min | 4 porciones | Fácil)

Ingredientes:

9 onzas de frijoles

2 huevos

1/2 taza de pan rallado

1/2 taza de harina

1/2 cucharadita de garam masala

2 cucharaditas de chile en polvo

Aceite de oliva

Sal al gusto

Direcciones:

1. Precaliente la AirFryer a 350 °F. Combine el chile en polvo, el garam masala, la harina y la sal en un tazón, mezcle bien. Batir los huevos y reservar de un lado.

2. Vierta el pan rallado en un plato aparte, luego cubra los frijoles con la mezcla de harina. Ahora sumerja los frijoles en la mezcla de huevo y luego, en el pan rallado. Haz esto con todos los frijoles.

3. Coloque los frijoles en la bandeja AirFryer y cocine por 4 minutos. Abra y cubra los frijoles con aceite y cocine una vez más durante otros 3 minutos.

¡Sirve caliente y disfruta!

Gajos De Patatas Crujientes

(Listo en unos 40 min | Porciones 4 | Normal)

Ingredientes:

3 cucharaditas de aceite de oliva

2 papas grandes

¼ taza de salsa picante dulce

¼ taza de crema agria

Direcciones:

1. Rebane las papas a lo largo para crear una forma de cuña.

2. Caliente la AirFryer a 356 °F.

3. Coloque los gajos en un recipiente y agregue el aceite. Mezcle ligeramente hasta que las papas estén completamente cubiertas con el aceite.

4. Ponga en la cesta de cocción con el lado de la piel hacia abajo y cocine durante unos 15 minutos. Revuelva, luego cocine por otros 10 minutos hasta que estén doradas.

5. Es mejor servirlo tibio con una fuente de chile y crema agria.

Nutrición:Calorías: 300 kcal.

Envolturas de pasta

(Listo en unos 35 min | 4 porciones | Fácil)

Ingredientes:

8 onzas de harina

2 onzas de pasta

6 cucharaditas de aceite de oliva

1 diente de ajo picado

1 chile verde, picado

1 cebolla pequeña, picada

1cucharada de pastas de tomate

½ cucharadita de garam masala

Sal al gusto

Direcciones:

1. Mezclar la harina con agua y sal para hacer una masa. Agregue 1 cucharadita de la mezcla de aceite y reserve.

2. Ponga la pasta en agua hirviendo y agréguele 3 cucharaditas de aceite y sal. Escurra el exceso de agua cuando esté cocida.

3. Saltea la cebolla, el ajo, el chile y agrega las especias, la sal y la pasta de tomate. Por último, agrega la pasta cocida, cubre con una tapa y baja el fuego a bajo.

4. Precaliente la AirFryer a 390 °F.

5. Moldee la masa en bolitas; aplanarlos usando un rodillo en un círculo. Ponga el relleno de pasta sobre ellos y doble los bordes opuestos para sellarlos con agua.

6. Colóquelo en la AirFryer y cocine durante 15 minutos hasta que esté dorado. Retire y sirva mientras está caliente con una salsa.

Nutrición:Calorías: 216 kcal.

Patatas caseras

(Listo en unos 30 min | Porciones 2 | Fácil)

Ingredientes:

1 patata rojiza de tamaño mediano, picada

1 cucharadita de cebolla molida

1 cucharadita de aceite vegetal

½ cucharadita de pimienta negra molida

Sal al gusto

Direcciones:

1. *Hervir las papas hasta que estén un poco más que al dente. Escurra el agua, agregue las cebollas, el aceite y la pimienta, y triture.*
2. *Precaliente la AirFryer a 379 °F.*
3. *Moldee el puré de patatas en tater tots. Coloque en la AirFryer y hornee durante 8 minutos. Agite los tots y hornee por 5 minutos más.*

Nutrición:Calorías: 156 kcal.

Champiñón, Cebolla Y Feta Frittata

(Listo en unos 40 min | Porciones 4 | Normal)

Ingredientes:

4 tazas de champiñones, limpios y cortados finamente en ¼ de pulgada

6 huevos

1 cebolla roja, pelada y cortada en rodajas finas de ¼ de pulgada

6 cucharadas de queso feta, desmenuzado

2 cucharadas de aceite de oliva

1 pizca de sal

Direcciones:

1. Agregue aceite de oliva a una sartén para saltear y revuelva las cebollas y los champiñones a fuego medio hasta que estén tiernos. Retire del fuego y enfríe sobre una toalla de cocina seca.

2. Precaliente la AirFryer a 330 °F. Bate bien los huevos en un bol y añade una pizca de sal.

3. Cubra el interior y la parte inferior de un 8-in. Recipiente para hornear resistente al calor ligeramente con spray. Vierta los huevos batidos en la fuente para hornear, agregue la mezcla de cebolla y champiñones y luego agregue el queso.

4. Coloque el plato en la canasta de cocción y cocine de 27 a 30 minutos en la AirFryer o hasta que al insertar un cuchillo en el centro de la frittata, éste salga limpio.

Nutrición:Calorías: 175 kcal.

Champiñones Crujientes De Perejil Y Ajo

(Listo en unos 20 min | Porciones 4 | Normal)

Ingredientes:

2 rebanadas de pan blanco

3 cucharaditas de perejil finamente picado

16 champiñones pequeños

4 cucharaditas de mantequilla derretida

1 diente de ajo, machacado

½ cucharadita de pimienta negra

Direcciones:

1. Caliente su AirFryer a 390 °F.

2. Muele el pan con un procesador de alimentos hasta obtener migas finas. Agregue el perejil, el ajo y la pimienta y mezcle bien. Agregue la mantequilla derretida y revuelva.

3. Retire todos los tallos de los champiñones y coloque el pan rallado en las tapas. Presione para mantener el pan rallado firme en la tapa.

4. Coloque las tapas en la cesta de la freidora y cocine durante 8 minutos hasta que se vuelvan crujientes y doradas.

Nutrición:Calorías: 265 kcal.

Ensalada De Verduras Con Pimiento Asado

(Listo en unos 35 min | Porciones 4 | Normal)

Ingredientes:

1½ onzas de yogur

1 pimiento rojo mediano

2 onzas de hojas de rúcula

3 cucharaditas de jugo de lima

1 lechuga romana

1 onza de aceite de oliva

Pimienta negra molida y sal al gusto

Direcciones:

1. Caliente su AirFryer a 392°F y coloque el pimiento dentro. Asado durante 10 minutos hasta que esté un poco carbonizado. Poner el pimiento en un bol, tapar y dejar actuar unos 15 minutos.

2. Divida el pimiento en 4, retire la piel y las semillas y luego corte el pimiento en tiras finas.

3. Mezcle bien el jugo de lima, el aceite de oliva y el yogur en un tazón. Agregue la sal y la pimienta según sea necesario y revuelva.

4. Agregue las hojas de rúcula, la lechuga y las tiras de pimiento a la mezcla de yogur y revuelva para mezclar.

Nutrición:Calorías: 210 kcal.

Arroz Frito En Tazones De Tomate

(Listo en unos 35 min | Porciones 4 | Normal)

Ingredientes:

4 tomates grandes

2 tazas de arroz cocido

8 onzas de guisantes congelados

1 zanahoria mediana, cortada en cubitos

1 cebolla mediana, picada

3½ cucharaditas de aceite vegetal

1 diente de ajo, machacado

3 cucharaditas de salsa de soya

Direcciones:

1. Corte la parte superior de los tomates y limpie la médula y las semillas.

2. Caliente el aceite en un wok a fuego lento y agregue las cebollas, los guisantes, el ajo y las zanahorias. Revuelva freír durante 2 minutos, agregue la salsa de soja y el arroz, y luego revuelva.

3. Caliente la AirFryer a 356 °F

Sabrosa pizza de pepperoni Portabella

(Listo en unos 15 min | Porciones 4 | Normal)

Ingredientes:

3 tapas de champiñones portabella, limpias y recogidas

3cucharadas de salsa de tomate

3 cucharadas de aceite de oliva

3 cucharadas de mozzarella rallada

12 rebanadas de peperoni

1 pizca de condimento italiano seco

1 pizca de sal

Direcciones:

1. Precaliente la AirFryer a 330 °F. Rocíe aceite de oliva en los lados del portabella. Agregue sal y condimentos italianos dentro del portabella para sazonar.

2. Extienda la salsa de tomate sobre el champiñón, cubra con queso. Luego, coloque el portabella en la canasta de cocción y colóquelo en la AirFryer durante 1 minuto.

3. Retire la canasta de cocción y coloque las rebanadas de pepperoni encima de la pizza portabella.

4. Cocine de 3 a 5 minutos más. Cubra con hojuelas de pimiento rojo triturado y queso parmesano recién rallado.

Nutrición:Calorías: 310 kcal.

Vegetales rostizados del invierno

(Listo en unos 25 min | Porciones 6 | Normal)

Ingredientes:

2 cebollas rojas, cortadas en gajos

11/3 taza de chirivías, peladas y cortadas en cubos de 2 cm

11/3 taza de calabaza moscada, cortada por la mitad, sin semillas y en cubos

11/3taza de apio, pelado y cortado en cubos de 2 cm

1 cucharada de agujas de tomillo fresco

1cucharada de aceite de oliva,pimienta y sal

Direcciones:

1. Precaliente la AirFryer a 390 °F.

2. Combina las verduras cortadas con el aceite de oliva y el tomillo y sazona bien al gusto.

3. Coloque las verduras en la canasta y coloque la canasta en la AirFryer.

4. Ase las verduras durante 20 minutos, revolviendo una vez hasta que estén doradas y listas.

Nutrición:Calorías: 157 kcal.

Polenta con queso

(Listo en aproximadamente 1 hora y 5 minutos | Porciones 6 | Difícil)

Ingredientes:

2 ½ tazas de polenta cocida

1 taza de salsa marinara

1/4 taza de queso parmesano, rallado

1 cucharada de aceite vegetal

Sal al gusto

Direcciones

1. Engrase una bandeja para hornear con aceite vegetal. Coloque la polenta en la bandeja y luego refrigere por 1 hora para que se endurezca.

2. Precaliente la AirFryer a 350 °F. Saca la bandeja de la nevera y corta la polenta en rodajas iguales.

3. Coloque las rebanadas en la AirFryer y cocine minutos hasta que estén crujientes o durante 5-6 minutos.

4. Espolvorea con queso parmesano, sazona con sal y sirve con marinara a un lado.

Nutrición:Calorías: 233 kcal.

Camarones cajún

(Listo en unos 10 min | Porciones 4 | Normal)

Ingredientes:

1¼ libras de camarones tigre

¼ de cucharadita de pimentón ahumado

½ cucharadita de condimento de laurel viejo

¼ de cucharadita de pimienta de cayena

1 cucharada de aceite de oliva

1 pizca de sal

Direcciones :

1. Precaliente la AirFryer a 390 °F. Combine todos los ingredientes en un tazón para mezclar; deja que los camarones se cubran bien con el aceite y las especias.

2. Coloque los camarones en la cesta de cocción de la AirFryer y cocínelos durante 5 minutos.

3. Sirve con arroz y disfruta.

Flores de cebolla

(Listo en unos 40 min | Porciones 6 | Normal)

Ingredientes:

4 cebollas medianas, peladas

4 cucharaditas de mantequilla

3 cucharaditas de aceite vegetal

Direcciones:

1. *Corta la base y la parte superior de las cebollas. Corta 4 hendiduras en las cebollas pero no hasta el final para hacer 8 segmentos.*

2. *Coloque las cebollas en agua salada durante 4 horas para eliminar el sabor fuerte.*

3. *Caliente su AirFryer a 356 °F.*

4. *Coloque las cebollas en flor en la cesta de la freidora. Agregue una cucharadita de mantequilla a cada uno y rocíe con aceite. Cocine por 30 minutos.*

5. *Retire la capa exterior carbonizada y sirva.*

Nutrición:Calorías: 230 kcal.

Zanahorias Crujientes

(Tiempo de preparación: 2 min | Tiempo de cocción: 12 min | Porciones: 2)

Ingredientes:

4 zanahorias, cortadas a lo largo

1 cucharada de aceite de oliva

2 cucharaditas de sal

Direcciones

1. *Agregue la sal y el aceite de oliva en un tazón. Cubra la mezcla con las zanahorias rociándolas.*
2. *Caliente la AirFryer a 360°F.*
3. *Cocine las zanahorias por 12 minutos y sirva.*

Nutrición:Calorías: 150 kcal.

Panecillos Rellenos De Pimiento Dulce Y Papa

(Listo en unos 20 min | Porciones 3 | Normal)

Ingredientes:

6 papas medianas, hervidas

2 cucharaditas de harina

6 rebanadas de pan blanco

1 cucharada de semilla de sésamo

1 libra de pimientos picados (rojo y verde)

½ cucharadita de condimento chat masala

Sal al gusto

Direcciones:

1. Machaque las papas cocidas en un tazón grande y agregue el condimento y la sal. Revuelva bien.

2. Agregue agua a la harina para hacer una mezcla espesa. Mezcle las semillas de sésamo y el pimiento picado en un recipiente aparte.

3. Despegue los bordes dorados del pan y use un rodillo para aplanarlo. Ponga el relleno de patata en el borde del pan y enróllelo en un cilindro.

4. Selle los rollos untando el borde con la mezcla de harina. Use la mezcla para cubrir los rollos también. Coloque los rollos en la mezcla de pimienta y semillas de sésamo y deje que se cubran.

5. Caliente su AirFryer a 330 °F y coloque los rollos en ella. Hornear durante 5 minutos y retirar. Servir caliente con ketchup.

Nutrición:Calorías: 275 kcal.

Bolas de Arroz con Mozzarella y Ajo

(Listo en unos 30 min | Porciones 4 | Normal)

Ingredientes:

1 taza de arroz, hervido

2 cucharadas de zanahoria rallada

1 chile verde mediano, finamente picado

2 cucharadas de harina de maíz

8 onzas de queso paneer, rallado

2 cucharadas de maíz dulce

2 cucharaditas de Cubitos de Queso Mozzarella

1 cucharadita de ajo en polvo

1 cucharadita de condimento italiano

2 cucharadas de pan rallado

4 cucharadas de agua

Sal al gusto

Direcciones:

1. Mezcle el arroz, el condimento, el paneer, el ajo, 1 cucharada de harina de maíz y la sal en un bol. Machacar y hacer una masa.

2 Agregue el agua al resto de la harina de maíz y revuelva para hacer una mezcla espesa.

3. Mezcle los cubos de queso, las zanahorias, el maíz dulce y el chile en un recipiente aparte.

4. Haga un pequeño agujero en la masa y rellene con la mezcla de zanahoria. Enrolle la masa en una bola. Cubra las bolas con el maíz, la papilla y luego pase las migas de pan para cubrirlas.

5. Coloque en la AirFryer y cocine por 15 minutos a 390°F. Servir mientras aún está caliente con una salsa de tomate.

Nutrición:Calorías: 245 kcal.

Rollitos De Mozzarella Y Espinacas

(Listo en unos 25 min | Porciones 2 | Normal)

Ingredientes:

10½ onzas de hojas de espinaca, hervidas

1 cucharada de queso mozzarella rallado

2 cucharadas de pan rallado

1 cebolla, finamente picada

1 diente de ajo, rallado

1 cucharada de aceite vegetal

1 cucharadita de chile rojo molido

Sal al gusto

2 cucharadas de harina de maíz

Direcciones:

1. Triture las espinacas para hacer un puré, agregue la mozzarella, el pan rallado, el ajo, la harina de maíz y la sal. Mezclar bien y moldear en bolitas.

2. Mezcle las cebollas y el chile rojo con un poco de queso y forme bolitas más pequeñas. Haga un agujero en los rollos de espinaca e inserte los rollos de queso en cada uno. Asegúrese de que los rollos estén cubiertos uniformemente por todos lados.

3. Cepille los rollos con aceite y colóquelos en una AirFryer a 390°F. Cocine durante unos 15 minutos hasta que estén crujientes y sirva con una salsa de tomate.

Nutrición:Calorías: 210 kcal.

Tiras De Berenjena Crujientes

(Listo en unos 30 min | Porciones 2 | Normal)

Ingredientes:

4 cucharadas de maicena

1 berenjena mediana

4 cucharadas de aceite vegetal

1 pizca de sal

4 cucharadas de agua

Direcciones:

1. Caliente su AirFryer a 390 °F.

2. Corta la berenjena en tiras de 0,3 x 3 pulgadas.

3. Mezcle el aceite, la maicena y el agua en un recipiente. Agregue las tiras de berenjena y mezcle para cubrir uniformemente.

4. Ponga la mitad de las tiras de berenjena en la AirFryer y cocine por unos 14 minutos hasta que comiencen a dorarse. Haz lo mismo con la siguiente tanda de tiras de berenjena hasta que estén todas cocidas.

5. Sirva mientras está caliente con un dip de yogur.

Nutrición:Calorías: 163 kcal.

Bolas crujientes de patata y queso parmesano

(Listo en unos 25 min | Porciones 4 | Normal)

Ingredientes:

Para el llenado:

---

8 onzas de queso parmesano, rallado

2 yemas de huevo

6 cucharaditas de harina

Una pizca de nuez moscada

4 papas medianas, peladas y picadas

1½ onzas de cebollín picado

Una pizca de pimienta negra molida

Una pizca de sal

Para el Empanado:

---

6 onzas de pan rallado

6 onzas de harina

2 huevos, batidos

3 cucharadas de aceite de oliva

Direcciones:

1. Cuece las patatas en agua con un poco de sal durante unos 15 minutos y escúrrelas.

2. Use un machacador de papas para machacar las papas hasta formar una masa de pulpa y deje que se enfríe.

3. Agregue el queso parmesano, la yema de huevo, las cebolletas y la harina y mezcle bien. Agregue la sal, la nuez moscada y la pimienta. Enrolle los rellenos de patata en pequeñas bolas redondas.

4. Caliente su AirFryer a 390 °F.

5. Añadir el aceite al pan rallado y mezclar con las yemas de los dedos hasta que se desmorone.

6. Pasar las bolas por la harina, sumergirlas en los huevos batidos y, por último, rebozarlas con el pan rallado. Presione para asegurarse de que el recubrimiento se adhiera firmemente.

7. Coloque las bolas de patata en la cesta y fríalas al aire hasta que estén doradas durante unos 8 minutos.

¡Disfrutar!

Nutrición:Calorías: 215 Kcal.

Patatas Fritas De Camote Y Chirivías

(Listo en unos 25 min | Porciones 2 | Normal)

Ingredientes:

1 batata mediana, pelada

2 remolachas medianas

2 chirivías medianas

½ cucharadita de chile molido

3 cucharaditas de aceite vegetal

Direcciones:

1. Precaliente su AirFryer a 460 °F.

2. Cortar las remolachas, las patatas y las chirivías en rodajas finas. Agregue el aceite, el chile, la sal y la pimienta, y luego revuelva para mezclar.

3. Ponga en AirFryer y cocine por 10 minutos. Agite la sartén y continúe cocinando hasta que estén crujientes y doradas durante otros 10 minutos.

Nutrición:Calorías: 215 Kcal.

Papas gratinadas

(Listo en unos 45 min | Porciones 6 | Normal)

Ingredientes:

7 papas russet medianas, peladas y en rodajas finas como una oblea

½ taza de crema

½ taza de leche

1 cucharadita de pimienta negra

½ cucharadita de nuez moscada

½ taza de gruyere, rallado

Direcciones:

1. Precaliente la AirFryer a 390 °F. Combine la crema y la leche en un tazón y luego sazone con nuez moscada, pimienta y sal al gusto.

2. Cubra la patata en rodajas finas con la mezcla de leche y luego retírela a una fuente para horno.

3. Vierta la mezcla de crema restante sobre las papas. Coloque la fuente para hornear en la canasta de cocción en la AirFryer. Cocinar durante 25 minutos y luego retirar.

4. Distribuya el queso uniformemente sobre las papas. Hornear durante 10 minutos hasta que dore.

Nutrición:Calorías: 210 kcal.

Rondas De Brócoli Con Queso

(Listo en aproximadamente 2 horas y 25 minutos | Porciones 6 | Normal)

Ingredientes

16 onzas de brócoli, picado

3 tazas de queso cheddar, rallado

3 huevos

1 taza de harina

1 taza de pan rallado

Sal y pimienta para probar

Direcciones

1. Bate los huevos en un tazón y luego agrega el brócoli, el queso y la harina para hacer una masa. Cubrir y luego poner dentro del refrigerador por lo menos 2 horas.

2. Use una cucharada de la mezcla para comprimir en bolas, luego enrolle en las migas de pan para cubrir.

3. Precaliente la AirFryer a 350 °F. Freír las rondas de brócoli en lotes durante 4 a 5 minutos. Sirve con salsa ranchera y disfruta.

Nutrición:Calorías: 165 kcal.

Bocaditos de pollo con coco

(Listo en unos 25 min | Porciones 4 | Normal)

Ingredientes:

2 cucharaditas de ajo en polvo

2 huevos

Sal y pimienta negra al gusto

¾ taza de pan rallado panko

¾ taza de coco, rallado

Spray para cocinar

8 filetes de pollo

Direcciones:

1. Mezcle los huevos con sal, pimienta y ajo en polvo en una taza, luego mezcle bien.

2. Mezcle el coco y el panko en otro plato, luego mezcle bien.

3. Mezcle los filetes de pollo en las conchas y enrolle uno bien en el coco.

4. Rocíe los trozos de pollo con aceite de cocina, colóquelos en el recipiente AirFryers y cocínelos durante 10 minutos a 350 °F.

5. Póngalos en una bandeja y actúe como aperitivo.

¡Disfrutar!

Nutrición:Calorías: 252, Grasa: 4g, Fibra: 2g, Carbohidratos: 14g, Proteína: 24g.

Bocadillo de coliflor de búfalo

(Listo en unos 25 min | Porciones 4 | Normal)

Ingredientes:

4 tazas de floretes de coliflor

1 taza de pan rallado panko

¼ taza de mantequilla, derretida

¼ taza de salsa búfalo

mayonesa para servir

Direcciones:

1. *Mezcle la mantequilla y la salsa de búfalo en una tina, luego agite bien.*

2. *En esta combinación, enrolle los floretes de coliflor y cúbralos con migas de panko.*

3. *Colóquelos en la canasta de su AirFryer y cocine por 15 minutos a 350° F.*

4. *Colóquelos en una fuente y sírvalos junto con la mayonesa.*

¡Disfrutar!

Nutrición:Calorías: 241, Grasa: 4g, Fibra: 7g, Carbohidratos: 8g, Proteína: 4g.

patata para untar

(Listo en unos 20 min | Porciones 10 | Normal)

Ingredientes:

19 onzas de garbanzos enlatados, escurridos

1 taza de batatas, peladas y picadas

¼ taza de tahini

2 cucharadas de jugo de limón

1 cucharada de aceite de oliva

5 dientes de ajo, picados

½ cucharadita de comino, molido

2 cucharadas de agua

Una pizca de sal y pimienta blanca

Direcciones:

1. Coloque las papas en la canasta de su AirFryer, cocínelas durante 15 minutos a 360° F, enfríelas, pélelas, colóquelas en el procesador de alimentos y tritúrelas bien. Fútbol,

2. Aplicar la pasta de sésamo, el ajo, las habas, el jugo de limón, el comino, el agua y el aceite.

3. Agregue sal y pimienta, vuelva a correr, divida y sirva en tazas.

¡Disfrutar!

Nutrición:Calorías: 200, Grasa: 3g, Fibra: 10g, Carbohidratos: 20g, Proteína: 11g.

Merienda de plátano

(Tiempo de preparación: 10 min | Tiempo de cocción: 5 min | Porciones: 8)

Ingredientes:

16 tazas para hornear de corteza

¼ taza de mantequilla de maní

¾ taza de chispas de chocolate

1 plátano, pelado y cortado en 16 piezas

1 cucharada de aceite vegetal

Direcciones:

1. Coloque las chispas de chocolate en un recipiente pequeño, caliente a fuego lento, agite hasta que se derrita y apague.

2. Mezcle la mantequilla de maní y el aceite de coco en una taza, luego agite bien.

3. Mezcle 1 cucharadita de chocolate en una taza, agregue 1 rebanada de plátano y 1 cucharadita de mezcla de mantequilla encima

4. Repita con el resto de las tazas, colóquelas todas en un plato que se adapte a su AirFryer, cocine por 5 minutos a 320° F, mueva al congelador y permanezca allí hasta que se coma como refrigerio.

¡Disfrutar!

Nutrición:Calorías: 70, Grasa: 4g, Fibra: 1g, Carbohidratos: 10g, Proteína: 1g.

Bocadillo Mexicano de Manzana

(Listo en unos 25 min | Porciones 4 | Normal)

Ingredientes:

3 manzanas grandes, sin corazón, peladas y en cubos

2 cucharaditas de jugo de limón

¼ taza de pecanas, picadas

½ taza de chispas de chocolate amargo

½ taza de salsa de caramelo limpia

Direcciones:

1. *Mezcle las manzanas y el jugo de limón en una taza, mezcle y cambie a una cacerola que se adapte a su AirFryer.*

2. *Agregue chispas de chocolate, nueces, rocíe la salsa de caramelo, revuelva, revuelva en la AirFryer y cocine por 5 minutos a 320 ° F.*

3. *Mezcle amablemente, rompa en tazones pequeños y sirva como refrigerio de inmediato.*

¡Disfrutar!

Nutrición:Calorías: 200, Grasa: 4g, Fibra: 3g, Carbohidratos: 20g, Proteína: 3g.

Magdalenas De Camarones

(Listo en unos 35 min | Porciones 6 | Normal)

Ingredientes:

1 calabaza espagueti, pelada y cortada por la mitad

2 cucharadas de mayonesa

1 taza de mozzarella, rallada

8 onzas de camarones, pelados, cocidos y picados

1 taza y ½ de panko

1 cucharadita de perejil en hojuelas

1 diente de ajo picado

Sal y pimienta negra al gusto

Spray para cocinar

Direcciones:

1. Coloque las mitades de calabaza en la AirFryer, cocine durante 16 minutos a 350 ° F, reserve para que se enfríe y raspe la pulpa en un plato.

2. Revuelva bien y aplique sal, pimienta, hojuelas de perejil, panko, langosta, mayonesa y mozzarella.

3. Rocíe una bandeja para muffins que se mezcle con el spray para freír en su AirFryer y coloque la mezcla de calabaza y camarones en cada taza.

4. Revuelva en la freidora y cocine por 10 minutos a 360° F.

5. Colocar los muffins en una charola y servir como botana.

¡Disfrutar!

Nutrición:Calorías: 60, Grasa: 2g, Fibra: 0,4g, Carbohidratos: 4g, Proteína: 4g.

Pasteles de calabacín

(Listo en unos 25 min | Porciones 12 | Normal)

Ingredientes:

Spray para cocinar

½ taza de eneldo picado

1 huevo

½ taza de harina de trigo integral

Sal y pimienta negra al gusto

1 cebolla amarilla, picada

2 dientes de ajo, picados

3 calabacines, rallados

Direcciones:

1. *Mezcla los calabacines en un recipiente con el ajo, la cebolla, la harina, la sal, la pimienta, el huevo y el eneldo, revuelve bien, forma pequeñas hamburguesas con esta mezcla, rocíalas con aceite en aerosol y colócalas en la canasta de tu AirFryer. y cocine a 370° F por lado durante 6 minutos.*

2. *Sírvelos solo como un refrigerio instantáneo.*

¡Disfrutar!

Nutrición:Calorías: 60, Grasa: 1g, Fibra: 2g, Carbohidratos: 6g, Proteína: 2g.

Barras De Coliflor

(Listo en unos 35 min | Porciones 12 | Normal)

Ingredientes:

1 cabeza grande de coliflor, floretes separados

½ taza de mozzarella, rallada

¼ taza de claras de huevo

1 cucharadita de condimento italiano

Sal y pimienta negra al gusto

Direcciones:

1. Coloque las flores de coliflor en su procesador de alimentos, tritúrelas bien, espárzalas sobre una bandeja para hornear forrada que se adapte a su AirFryer, agréguelas a la freidora y cocínelas durante 10 minutos a 360 °F.

2. Mueva la coliflor a una taza, agregue sal, pimienta, queso, claras de huevo y condimento italiano, revuelva bien, extienda en una cacerola rectangular que se adapte a su freidora, presione bien, coloque en la freidora y cocine por 15 minutos a 360°. F.

3. Partir en 12 tiras, poner en un plato y servir como snack.

¡Disfrutar!

Nutrición:Calorías: 50, Grasa: 1g, Fibra: 2g, Carbohidratos: 3g, Proteína: 3g.

Galletas De Pesto

(Listo en unos 25 min | Porciones 6 | Normal)

Ingredientes:

½ cucharadita de polvo de hornear

Sal y pimienta negra al gusto

1 taza y ¼ de harina

¼ de cucharadita de albahaca, seca

1 diente de ajo picado

2 cucharadas de pesto de albahaca

3 cucharadas de mantequilla

Direcciones:

1. Mezcla en un bol la sal, la pimienta, la levadura, la harina, el ajo, la cayena, la albahaca, el pesto y la mantequilla y remueve hasta obtener una masa.

2. Coloque esta masa en una fuente para hornear forrada que se ajuste a AirFryer, colóquela en la freidora a 325 ° F y hornee durante 17 minutos.

3. Reserve para refrescarse, rompa y coma galletas saladas como refrigerio.

¡Disfrutar!

Nutrición:Calorías: 200, Grasa: 20g, Fibra: 1g, Carbohidratos: 4g, Proteína: 7g.

Magdalenas De Calabaza

(Listo en unos 25 min | Porciones 18 | Normal)

Ingredientes:

¼ taza de mantequilla

¾ taza de puré de calabaza

2 cucharadas de harina de linaza

¼ taza de harina

½ taza de azúcar

½ cucharadita de nuez moscada, molida

1 cucharadita de canela en polvo

½ cucharadita de bicarbonato de sodio

1 huevo

½ cucharadita de polvo de hornear

Direcciones:

1. Mezcle la mantequilla y el puré de calabaza y el huevo en una taza, luego mezcle bien.

2. Revuelva bien e incorpore la harina de linaza, la harina, el azúcar, el bicarbonato de sodio, el polvo para hornear, la nuez moscada y la canela.

3. Coloque esto en un molde para muffins que se adapte a su freidora a 350° F en la freidora y hornee por 15 minutos.

4. Sirva muffins congelados como refrigerio.

¡Disfrutar!

Nutrición: Calorías: 50, Grasa: 3g, Fibra: 1, Carbohidratos: 2g, Proteína: 2g.

Chips de Zucchini

(Listo en aproximadamente 1 h 10 min | Porciones 6 | Normal)

Ingredientes:

3 calabacines, en rodajas finas

Sal y pimienta negra al gusto

2 cucharadas de aceite de oliva

2 cucharadas de vinagre balsámico

Direcciones:

1. *Mezcle aceite y vinagre, sal y pimienta en una taza, luego mezcle bien.*
2. *Agregue las tiras de calabacín, mezcle bien para cubrir, coloque en la AirFryer y cocine por 1 hora a 200° F.*
3. *Sirva chips Corvette congelados como refrigerio.*

¡Disfrutar!

Nutrición:Calorías: 40, Grasa: 3g, Fibra: 7g, Carbohidratos: 3g, Proteína: 7g.

Bocadillo de carne seca

(Listo en aproximadamente 1 hora y 30 minutos | 6 porciones | Normal)

Ingredientes:

2 tazas de salsa de soya

½ taza de salsa Worcestershire

2 cucharadas de granos de pimienta negra

2 cucharadas de pimienta negra

2 libras de carne de res redonda, rebanada

Direcciones:

1. En una taza, mezcle y bata bien la salsa de soya con los granos de pimienta negra, la pimienta negra y la salsa Worcestershire.

2. Adjunte las rebanadas de carne de res, revuélvalas para cubrirlas y colóquelas en el refrigerador durante 6 horas.

3. Coloque los redondos de carne en su AirFryer y cocínelos durante 1 hora y 30 minutos a 370° F.

4. Cambie a un tazón y cómalo frío.

¡Disfrutar!

Nutrición:Calorías: 300, Grasa: 12g, Fibra: 4g, Carbohidratos: 3g, Proteína: 8g.

Alitas de fiesta de miel

(Listo en unos 25 min | Porciones 6 | Normal)

Ingredientes:

16 alitas de pollo, a la mitad

2 cucharadas de salsa de soya

2 cucharadas de miel

Sal y pimienta negra al gusto

2 cucharadas de jugo de lima

Direcciones:

1. Mezcle las alitas de pollo en un recipiente con salsa de soya, azúcar, sal, pimienta y jugo de limón, mezcle bien y mantenga durante 1 hora en el refrigerador.

2. Cambie las alitas de pollo a la AirFryer y cocínelas durante 12 minutos a 360° F, cortándolas por la mitad.

3. Ponlos en una bandeja y sírvelos como aperitivo.

¡Disfrutar!

Nutrición:Calorías: 211, Grasa: 4g, Fibra: 7g, Carbohidratos: 14g, Proteína: 3g.

Empanadas de fiesta de salmón

(Listo en unos 35 min | Porciones 4 | Normal)

Ingredientes:

3 papas grandes, hervidas, escurridas y trituradas

1 filete de salmón grande, sin piel, sin espinas

2 cucharadas de perejil picado

2 cucharadas de eneldo, picado

Sal y pimienta negra al gusto

1 huevo

2 cucharadas de pan rallado

Spray para cocinar

Direcciones:

1. Coloque el salmón en la canasta de su AirFryer y cocine por 10 minutos a 360° F.

2. Transfiera el salmón a una tabla de cortar, enfríelo, desmenúcelo y colóquelo en un tazón.

3. Agregue puré de papas, sal, pimienta, eneldo, perejil, huevo y pan rallado, revuelva bien y forme 8 hamburguesas con esta mezcla.

4. Coloque las hamburguesas de salmón en la canasta de su AirFryer, rocíelas con aceite de cocina, cocínelas a 360 °F durante 12 minutos, volteándolas hasta la mitad, transfiéralas a un plato y sirva como aperitivo.

¡Disfrutar!

Nutrición:Calorías: 231, Grasa: 3g, Fibra: 7g, Carbohidratos: 14g, Proteína: 4g.

Chips de plátano

(Listo en unos 35 min | Porciones 4 | Normal)

Ingredientes:

4 plátanos, pelados y en rodajas

Una pizca de sal

½ cucharadita de cúrcuma en polvo

½ cucharadita de chat masala

1 cucharadita de aceite de oliva

Direcciones:

1. *En un tazón, mezcle las rodajas de plátano con sal, cúrcuma, chat masala y aceite, revuelva y deje reposar durante 10 minutos.*
2. *Transfiera las rodajas de plátano a su AirFryer precalentada a 360° F y cocínelas durante 15 minutos, volteándolas una vez.*
3. *Sirva como refrigerio.*

¡Disfrutar!

<u>Nutrición:</u>Calorías: 121, Grasa: 1g, Fibra: 2g, Carbohidratos: 3g, Proteína: 3g.

Rollitos de primavera

(Listo en unos 35 min | Porciones 6 | Normal)

Ingredientes:

2 tazas de repollo verde, rallado

2 cebollas amarillas, picadas

1 zanahoria, rallada

½ chile, picado

1 cucharada de jengibre, rallado

3 dientes de ajo, picados

1 cucharadita de azúcar

Sal y pimienta negra al gusto

1 cucharadita de salsa de soya

2 cucharadas de aceite de oliva

10 hojas de rollito primavera

2 cucharadas de harina de maíz

2 cucharadas de agua

Direcciones:

1. *Caliente una sartén a fuego medio con el aceite, agregue el repollo, las cebollas, las zanahorias, el chile, el jengibre, el ajo, el azúcar, la sal, la*

pimienta y la salsa de soya, mezcle bien, cocine por 2-3 minutos, apague y enfríe. apagado.

2. Rompa las láminas de rollitos de primavera en cuadrados, divídalos y enrolle la mezcla de repollo encima.

3. Mezcle la harina de maíz con agua en una tina, revuelva bien y use esta mezcla para sellar los rollitos de primavera.

4. Coloque los rollitos de primavera en la canasta de su AirFryer y cocínelos durante 10 minutos a 360° F.

5. Voltee el rollover y cocine a fuego lento durante otros 10 minutos.

6. Reservar en un plato y servir como aperitivo.

¡Disfrutar!

<u>Nutrición:</u>Calorías: 214, Grasa: 4g, Fibra: 4g, Carbohidratos: 12g, Proteína: 4g.

Chips de rábano crujiente

(Listo en unos 25 min | Porciones 4 | Normal)

Ingredientes:

Spray para cocinar

15 rábanos, en rodajas

Sal y pimienta negra al gusto

1 cucharada de cebollín, picado

Direcciones:

1. Acomode las rebanadas de rábano en la canasta de su AirFryer, rocíelas con aceite de cocina, sazone con sal y pimienta negra al gusto, cocínelas a 350° F por 10 minutos, volteándolas a la mitad, transfiéralas a tazones y sirva con cebollín espolvoreado por encima.

¡Disfrutar!

Nutrición:Calorías: 80, Grasa: 1g, Fibra: 1g, Carbohidratos: 1g, Proteína: 1g.

palitos de cangrejo

(Listo en unos 25 min | Porciones 4 | Normal)

Ingredientes:

10 palitos de cangrejo, partidos por la mitad

2 cucharaditas de aceite de sésamo

2 cucharaditas de condimento cajún

Direcciones:

1. *Coloca los palitos de cangrejo en una tina, agrega el aceite de ajonjolí y el condimento cajún, sacúdelos, muévelos a la canasta de tu AirFryer y cocina por 12 minutos a 350° F. Acomoda en una charola, y sirve como aperitivo.*

¡Disfrutar!

Nutrición:Calorías: 110, Grasa: 0g, Fibra: 1g, Carbohidratos: 4g, Proteína: 2g.

Encurtidos De Eneldo Fritos Al Aire

(Listo en unos 25 min | Porciones 4 | Normal)

Ingredientes:

16 onzas de encurtidos de eneldo en frasco, cortados en gajos y secos

½ taza de harina blanca

1 huevo

¼ taza de leche

½ cucharadita de ajo en polvo

½ cucharadita de pimentón dulce

Spray para cocinar

¼ taza de salsa ranchera

Direcciones:

1. En un tazón, combine la leche con el huevo y mezcle bien.

2. En un segundo tazón, mezcle la harina con la sal, el ajo en polvo y el pimentón, y revuelva también.

3. Sumerja los pepinillos en harina, luego en la mezcla de huevo y nuevamente en harina, y colóquelos en su AirFryer.

4. Engráselos con aceite en aerosol, cocine los gajos de pepinillos a 400 °F durante 5 minutos, transfiéralos a un tazón y sírvalos con salsa ranchera a un lado.

¡Disfrutar!

Nutrición:Calorías: 109, Grasa: 2g, Fibra: 2g, Carbohidratos: 10g, Proteína: 4g.

Merienda de garbanzos

(Listo en unos 25 min | Porciones 4 | Normal)

Ingredientes:

15 onzas de garbanzos enlatados, escurridos

½ cucharadita de comino, molido

1 cucharada de aceite de oliva

1 cucharadita de pimentón ahumado

Sal y pimienta negra al gusto

Direcciones:

1. *Mezcla los garbanzos con aceite, comino, paprika, sal y pimienta en un plato, mezcla hasta cubrir, ponlos en la canasta de tu freidora y cocina por 10 minutos a 390° F.*

2. *Sirva como refrigerio y rompa en tazones.*

¡Disfrutar!

Nutrición:Calorías: 140, Grasa: 1g, Fibra: 6g, Carbohidratos: 20g, Proteína: 6g.

Bolas De Salchicha

(Listo en unos 25 min | Porciones 9 | Normal)

Ingredientes:

4 onzas de carne de chorizo, molida

Sal y pimienta negra al gusto

1 cucharadita de salvia

½ cucharadita de ajo picado

1 cebolla pequeña, picada

3 cucharadas de pan rallado

Direcciones:

1. *En un tazón, mezcle la salchicha con sal, pimienta, salvia, ajo, cebolla y pan rallado, revuelva bien y forme bolitas con esta mezcla.*

2. *Póngalos en la canasta de su AirFryer, cocine a 360 ° F durante 15 minutos, divídalos en tazones y sírvalos como refrigerio.*

¡Disfrutar!

Nutrición:Calorías: 130, Grasa: 7g, Fibra: 1g, Carbohidratos: 13g, Proteína: 4g.

salsa de pollo

(Listo en unos 35 min | Porciones 10 | Normal)

Ingredientes:

3 cucharadas de mantequilla, derretida

1 taza de yogur

12 onzas de queso crema

2 tazas de carne de pollo, cocida y desmenuzada

2 cucharaditas de curry en polvo

4 cebolletas, picadas

6 onzas de queso Monterey jack, rallado

1/3 taza de pasas

¼ taza de cilantro, picado

½ taza de almendras, rebanadas

Sal y pimienta negra al gusto

½ taza de chutney

Direcciones:

1. En un tazón, mezcle el queso crema con el yogur y mezcle con su batidora.

2. Agregue el curry en polvo, las cebolletas, la carne de pollo, las pasas, el queso, el cilantro, la sal y la pimienta y revuelva todo.

3. Extienda esto en una fuente para hornear que encaje en su AirFryer, espolvoree almendras encima, colóquelo en su AirFryer, hornee a 300 ° durante 25 minutos, divídalo en tazones, cubra con salsa picante y sirva como aperitivo.

¡Disfrutar!

Nutrición: Calorías: 240, Grasa: 10g, Fibra: 2g, Carbohidratos: 24g, Proteína: 12g.

Palomitas dulces

(Listo en unos 25 min | Porciones 4 | Normal)

Ingredientes:

2 cucharadas de granos de elote

2 y ½ cucharadas de mantequilla

2 onzas de azúcar moreno

Direcciones:

1. Coloque los granos de maíz en la sartén de su AirFryer, cocínelos durante 6 minutos a 400 °F, muévalos a un plato, extiéndalos y déjelos a un lado por ahora.

2. Calienta una cacerola a baja presión, agrega la mantequilla, derrítela, agrega el azúcar y bate antes de disolver.

3. Coloque las palomitas de maíz, tírelas para cubrirlas, apáguelas y espárzalas sobre la bandeja nuevamente.

4. Refrigere, rompa en tazones y sirva como refrigerio.

¡Disfrutar!

Nutrición:Calorías: 70, Grasa: 0,2 g, Fibra: 0 g, Carbohidratos: 1 g, Proteína: 1 g.

chips de manzana

(Listo en unos 25 min | Porciones 2 | Normal)

Ingredientes:

1 manzana, sin corazón y en rodajas

Una pizca de sal

½ cucharadita de canela en polvo

1 cucharada de azúcar blanca

Direcciones:

1. Mezcle rebanadas de manzana con sal, azúcar y canela en una taza, agite, mueva a la canasta de su AirFryer, cocine a 390 ° F, revolviendo una vez durante 10 minutos.

2. Los chips de manzana se dividen en tazones y se sirven como refrigerio.

¡Disfrutar!

Nutrición:Calorías: 70, Grasa: 0g, Fibra: 4g, Carbohidratos: 3g, Proteína: 1g.

palitos de pan

(Listo en unos 20 min | Porciones 2 | Normal)

Ingredientes:

4 rebanadas de pan, cada una cortada en 4 palitos

2 huevos

¼ taza de leche

1 cucharadita de canela en polvo

1 cucharada de miel

¼ taza de azúcar moreno

Una pizca de nuez moscada

Direcciones:

1. *En una taza, mezcle la leche, el azúcar moreno, la canela, la nuez moscada y la miel con los huevos y mezcle bien.*

2. *En esta mezcla, sumerja los palitos de pan, póngalos en la canasta de su AirFryer y cocine por 10 minutos a 360° F.*

3. *Divide las barras de pan en tazones y sirve como refrigerio.*

¡Disfrutar!

Nutrición:Calorías: 140, Grasa: 1g, Fibra: 4g, Carbohidratos: 8g, Proteína: 4g.

Camarones Crujientes

(Listo en unos 15 min | Porciones 4 | Normal)

Ingredientes:

12 camarones grandes, desvenados y pelados

2 claras de huevo

1 taza de coco, rallado

1 taza de pan rallado panko

1 taza de harina blanca

Sal y pimienta negra al gusto

Direcciones:

1. En un tazón, mezcle el panko con el coco y revuelva.

2. Ponga la harina, la sal y la pimienta en un segundo tazón y bata las claras de huevo en un tercero.

3. Sumerja los camarones en harina, mezcla de claras de huevo y coco, colóquelos en la canasta de su AirFryer, cocine a 350 ° F durante 10 minutos, volteándolos hasta la mitad.

4. Disponer en una fuente y servir como aperitivo.

¡Disfrutar!

Nutrición:Calorías: 140, Grasa: 4g, Fibra: 0g, Carbohidratos: 3g, Proteína: 4g.

Aperitivo de camarones cajún

(Listo en unos 15 min | Porciones 2 | Normal)

Ingredientes:

20 camarones tigre, pelados y desvenados

Sal y pimienta negra al gusto

½ cucharadita de condimento de laurel viejo

1 cucharada de aceite de oliva

¼ de cucharadita de pimentón ahumado

Direcciones:

1. *Mezcle los camarones y el aceite, la sal, la pimienta, el condimento de laurel viejo, el pimentón en un plato y mezcle hasta cubrir.*
2. *Coloque los camarones en la canasta de su AirFryer y cocine por 5 minutos a 390° F.*
3. *Póngalos en una bandeja y actúe como aperitivo.*

¡Disfrutar!

Nutrición:Calorías: 162, Grasa: 6g, Fibra: 4g, Carbohidratos: 8g, Proteína: 14g.

Palitos De Pescado Crujientes

(Listo en unos 22 min | Porciones 2 | Normal)

Ingredientes:

4 onzas de pan rallado

4 cucharadas de aceite de oliva

1 huevo, batido

4 filetes de pescado blanco, sin espinas, sin piel y cortado en bastones medianos

Sal y pimienta negra al gusto

Direcciones:

1. *Mezcle las migas de pan con aceite en una taza, luego mezcle bien.*
2. *En una segunda tina, coloque la papa, aplique la sal y la pimienta y mezcle bien.*
3. *Sumerja el palito de pescado en el huevo y la mezcla de pan rallado, póngalos en la canasta de su AirFryer y cocine por 12 minutos a 360° F.*
4. *Coloque los palitos de pescado en una bandeja y actúe como aperitivo.*

¡Disfrutar!

Nutrición:Calorías: 160, Grasa: 3g, Fibra: 5g, Carbohidratos: 12g, Proteína: 3g.

Nuggets de pescado

(Listo en unos 25 min | Porciones 4 | Normal)

Ingredientes:

28 onzas de filetes de pescado, sin piel y cortados en trozos medianos

Sal y pimienta negra al gusto

5 cucharadas de harina

1 huevo, batido

5 cucharadas de agua

3 onzas de migas de pan panko

1 cucharada de ajo en polvo

1 cucharada de pimentón ahumado

4 cucharadas de mayonesa casera

Jugo de limón de ½ limón

1 cucharadita de eneldo, seco

Spray para cocinar

Direcciones:

1. *Mezcle la harina y el agua en un plato, luego mezcle bien.*

2. *Conecte la papa, la pimienta y la sal y mezcle bien.*

3. *Mezcle el panko con el ajo en polvo y el pimentón en un segundo plato, luego revuelva bien.*

4. *Espolvoree los trozos de pescado en la mezcla de harina y huevo y luego en la mezcla de panko, póngalos en la canasta de su AirFryer, rocíelos con el aceite de cocina y cocine por 12 minutos a 400° F.*

5. *Mientras tanto, mezcle el eneldo y la mayonesa de jugo de limón en una tina y mezcle bien.*

6. *Acomode los nuggets de pescado en una sartén, luego sirva junto con mayonesa de eneldo.*

¡Disfrutar!

Nutrición:Calorías: 332, Grasa: 12g, Fibra: 6g, Carbohidratos: 17g, Proteína: 15g.

Rollitos De Gambas Y Castañas

(Listo en unos 25 min | Porciones 4 | Normal)

Ingredientes:

½ libra de camarones ya cocidos, picados

8 onzas de castañas de agua, picadas

½ libra de hongos shiitake, picados

2 tazas de repollo, picado

2 cucharadas de aceite de oliva

1 diente de ajo picado

1 cucharadita de jengibre, rallado

3 cebolletas, picadas

Sal y pimienta negra al gusto

1 cucharada de agua

1 yema de huevo

6 envoltorios de rollitos de primavera

Direcciones:

1. Caliente una sartén a fuego medio-alto con el aceite, agregue el repollo, los camarones, las castañas, los champiñones, el ajo, el jengibre, la sal y la pimienta, revuelva y cocine a fuego lento durante 2 minutos.

2. Mezcle el huevo y el agua en un plato, luego combine bien.

3. Acomode los envoltorios de rollos en una tabla de trabajo, rebane los camarones y la mezcla de vegetales en ellos, selle los bordes con huevo batido, colóquelos en la canasta de su AirFryer, cocine por 15 minutos a 360° F, muévalos a un plato y sirva como aperitivo.

¡Disfrutar!

Nutrición:Calorías: 140, Grasa: 3g, Fibra: 1g, Carbohidratos: 12g, Proteína: 3g.

Aperitivo de Mariscos

(Listo en unos 35 min | Porciones 4 | Normal)

Ingredientes:

½ taza de cebolla amarilla, picada

1 taza de pimiento verde picado

1 taza de apio, picado

1 taza de camarones baby, pelados y desvenados

1 taza de carne de cangrejo, en copos

1 taza de mayonesa casera

1 cucharadita de salsa Worcestershire

Sal y pimienta negra al gusto

2 cucharadas de pan rallado

1 cucharada de mantequilla

1 cucharadita de pimentón dulce

Direcciones:

1. En un tazón, mezcle los camarones con la carne de cangrejo, el pimiento, la cebolla, la mayonesa, el apio, la sal, la pimienta y revuelva.

2. Agregue la salsa Worcestershire, revuelva nuevamente y vierta todo en una fuente para hornear que se ajuste a su AirFryer.

3. Espolvorea pan rallado y agrega mantequilla, introduce en tu AirFryer y cocina a 320° F por 25 minutos, agitando hasta la mitad.

4. Repartir en un bol y servir con pimentón espolvoreado por encima como aperitivo.

¡Disfrutar!

Nutrición:Calorías: 200, Grasa: 1g, Fibra: 2g, Carbohidratos: 5g, Proteína: 1g.

Albóndigas De Salmón

(Listo en unos 25 min | Porciones 4 | Normal)

Ingredientes:

3 cucharadas de cilantro, picado

1 libra de salmón, sin piel y picado

1 cebolla amarilla pequeña, picada

1 clara de huevo

Sal y pimienta negra al gusto

2 dientes de ajo, picados

½ cucharadita de paprika

¼ taza de panko

½ cucharadita de orégano, molido

Spray para cocinar

Direcciones:

1. Mezcle el salmón con el repollo, el cilantro, la clara de huevo, los dientes de ajo, la sal, la pimienta, el pimentón y el orégano en su procesador de alimentos y mezcle bien.

2. Agregue panko, combine nuevamente y use sus manos para formar albóndigas a partir de esta combinación.

3. Colóquelos en la canasta de su AirFryer, rocíelos con aceite en aerosol y cocine por 12 minutos a 320° F, agitando la freidora hasta la mitad.

4. Coloque las albóndigas en un plato y actúe como aperitivo.

¡Disfrutar!

<u>Nutrición:</u>Calorías: 289, Grasa: 12g, Fibra: 3g, Carbohidratos: 22g, Proteína: 23g.

Alitas De Pollo Fáciles

(Listo en aproximadamente 1 hora y 10 minutos | 2 porciones | Normal)

Ingredientes:

16 piezas bien alitas de pollo

Sal y pimienta negra al gusto

¼ taza de mantequilla

¾ taza de fécula de patata

¼ taza de miel

4 cucharadas de ajo picado

Direcciones:

1. Mezcla las alitas de pollo con sal, pimienta y fécula de papa en una taza, mezcla bien, muévelas a la canasta de tu AirFryer, cocínalas por 25 minutos a 380° F y 5 minutos más a 400° F.

2. Mientras tanto, prepare una sartén con mantequilla a fuego medio-alto, derrita, agregue el ajo, revuelva, cocine a fuego lento durante 5 minutos, luego mezcle con sal, pimienta y miel.

3. Batir bien, cocinar durante 20 minutos a media presión y sacar el gas.

4. Coloque las alitas de pollo en una sartén, rocíe la salsa de miel y sirva como aperitivo.

¡Disfrutar!

Nutrición:Calorías: 244, Grasa: 7g, Fibra: 3g, Carbohidratos: 19g, Proteína: 8g.

Rollitos De Pechuga De Pollo

(Listo en unos 35 min | Porciones 4 | Normal)

Ingredientes:

2 tazas de espinacas tiernas

4 pechugas de pollo, sin hueso y sin piel

1 taza de tomates secados al sol, picados

Sal y pimienta negra al gusto

1 y ½ cucharadas de condimento italiano

4 rebanadas de mozzarella

Un chorrito de aceite de oliva

Direcciones:

1. Usando un ablandador de carne para aplanar las pechugas de pollo, divida los tomates, la mozzarella, las espinacas, sazone con sal, pimienta y condimento italiano, enrolle y cierre.

2. Colóquelos en la canasta de su AirFryer, rocíe un poco de aceite sobre ellos y cocine durante 17 minutos a 375 ° F, volteándolos una vez.

3. Coloque los rollos de pollo en una sartén, que sirven como aperitivo.

¡Disfrutar!

Nutrición:Calorías: 300, Grasa: 1g, Fibra: 4g, Carbohidratos: 7g, Proteína: 10g.

Palitos De Pechuga De Pollo Crujientes

(Listo en unos 25 min | Porciones 4 | Normal)

Ingredientes:

¾ taza de harina blanca

1 libra de pechuga de pollo, sin piel, sin hueso y cortada en bastones medianos

1 cucharadita de pimentón dulce

1 taza de pan rallado panko

1 huevo, batido

Sal y pimienta negra al gusto

½ cucharada de aceite de oliva

Ralladura de 1 limón, rallado

Direcciones:

1. *Mezclar en un bol el pimentón con la ralladura de la harina, la sal, la pimienta, el limón y remover.*

2. *Colocamos el huevo batido en otro tarro y el pan rallado panko en un séptimo.*

3. *Pase las piezas de pollo por harina, huevo y panko, colóquelas en la canasta de su AirFryer forrada, rocíe el aceite sobre ellas, cocine por 8 minutos a 400° F, voltee y cocine por otros 8 minutos.*

4. *Ponlas en una bandeja y sírvelas como snack.*

¡Disfrutar!

Nutrición:Calorías: 254, Grasa: 4g, Fibra: 7g, Carbohidratos: 20g, Proteína: 22g.

Rollitos De Carne

(Listo en unos 25 min | Porciones 4 | Normal)

Ingredientes:

2 libras de bistec de res, abierto y aplanado con un ablandador de carne

Sal y pimienta negra al gusto

1 taza de espinacas tiernas

3 onzas de pimiento rojo asado y picado

6 rebanadas de queso provolone

3 cucharadas de pesto

Direcciones:

1. Coloque en una tabla de cortar el bistec de res aplanado, unte el pesto por todas partes, agregue el queso en una sartén, agregue los pimientos, la lechuga, la sal y la pimienta al gusto.

2. Enrolle el bistec, asegúrelo con palillos, sazone con sal y pimienta nuevamente, coloque el rollo en la canasta de su AirFryer y cocine durante 14 minutos a 400° F, cortando el rollo por la mitad.

3. Ponga a un lado para que se enfríe, rompa en rollos más pequeños de 2 pulgadas, póngalos en un plato y sírvalos como aperitivo.

¡Disfrutar!

Nutrición:Calorías: 230, Grasa: 1g, Fibra: 3g, Carbohidratos: 12g, Proteína: 10g.

empanadas

(Listo en unos 35 min | Porciones 4 | Normal)

Ingredientes:

1 paquete de conchas de empanadas

1 cucharada de aceite de oliva

1 libra de carne de res, molida

1 cebolla amarilla, picada

Sal y pimienta negra al gusto

2 dientes de ajo, picados

½ cucharadita de comino, molido

¼ taza de salsa de tomate

1 yema de huevo batida con 1 cucharada de agua

1 pimiento verde, picado

Direcciones:

1. *Caliente una sartén a fuego medio-alto con la grasa, agregue la carne y dore por ambos lados.*

2. *Revuelva y cocine a fuego lento durante 15 minutos; agregue la cebolla, el ajo, la sal, el vinagre, el pimiento y la salsa de tomate.*

3. *Rompa la carne frita en cáscaras de empanada, límpielas con huevo batido y ciérrelas.*

4. *Colóquelos en la canasta vaporera de su AirFryer y cocine por 10 minutos a 350° F.*

5. *Disponer en una bandeja, y servir como aperitivo.*

¡Disfrutar!

Nutrición:Calorías: 274, Grasa: 17g, Fibra: 14g, Carbohidratos: 20g, Proteína: 7g.

Albóndigas De Cordero Griego

(Listo en unos 25 min | Porciones 10 | Normal)

Ingredientes:

4 onzas de carne de cordero, picada

Sal y pimienta negra al gusto

1 rebanada de pan, tostado y desmoronado

2 cucharadas de queso feta, desmenuzado

½ cucharada de cáscara de limón, rallada

1 cucharada de orégano picado

Direcciones:

1. *Combine la carne en un tazón con migas de pasta, sal, pimienta, queso feta, orégano y cáscara de limón, revuelva bien, forme 10 albóndigas y colóquelas en su AirFryer.*

2. *Cocine por 8 minutos a 400° F, póngalos en un plato y sirva como aperitivo.*

¡Disfrutar!

Nutrición:Calorías: 234, Grasa: 12g, Fibra: 2g, Carbohidratos: 20g, Proteína: 30g.

Rollos de fiesta de carne

(Listo en unos 25 min | Porciones 4 | Normal)

Ingredientes:

14 onzas de caldo de res

7 onzas de vino blanco

4 chuletas de ternera

Sal y pimienta negra al gusto

8 hojas de salvia

4 lonchas de jamón

1 cucharada de mantequilla, derretida

Direcciones:

1. *Calienta una sartén a fuego medio con el caldo, agrega el vino, cocina hasta que reduzca, retira del fuego y separa en tazones pequeños.*

2. *Sazone las chuletas con sal y pimienta, cúbralas con salvia y enróllelas en rebanadas de jamón cada una.*

3. *Frote los rollos con mantequilla, póngalos en la canasta de su AirFryer y cocine por 15 minutos a 400° F.*

4. *Coloque los rollos en una fuente y sírvalos en la mano con la salsa.*

¡Disfrutar!

Nutrición:Calorías: 260, Grasa: 12g, Fibra: 1g, Carbohidratos: 22g, Proteína: 21g.

Rollitos De Cerdo

(Listo en unos 50 min | Porciones 4 | Normal)

Ingredientes:

15 onzas de filete de cerdo

½ cucharadita de chile en polvo

1 cucharadita de canela en polvo

1 diente de ajo picado

Sal y pimienta negra al gusto

2 cucharadas de aceite de oliva

1 y ½ cucharadita de comino, molido

1 cebolla roja, picada

3 cucharadas de perejil picado

Direcciones:

1. Mezcla en un bol la canela con el ajo, la sal, la pimienta, el chile en polvo, el aceite, la cebolla, el Petersen y el comino y remueve bien.

2. Coloque el filete de cerdo en una tabla de cortar y aplánelo con un ablandador de carne. Y aplanar con un ablandador de ternera.

3. Imprima la mezcla de cebolla en la carne de cerdo, ciérrela, córtela en rollos medianos, póngala a 360° F en su AirFryer precalentada y cocine por 35 minutos.

4. Póngalos en una bandeja y actúe como aperitivo.

¡Disfrutar!

Nutrición: Calorías: 304, Grasa: 12g, Fibra: 1g, Carbohidratos: 15g, Proteína: 23g.

Empanadas de carne

(Listo en unos 20 min | Porciones 4 | Normal)

Ingredientes:

14 onzas de carne de res picada

2 cucharadas de jamón, cortado en tiras

1 puerro picado

3 cucharadas de pan rallado

Sal y pimienta negra al gusto

½ cucharadita de nuez moscada, molida

Direcciones:

1. *Mezcle la carne de res y el puerro, la sal, la pimienta, el jamón, el pan rallado y la nuez moscada en una taza, mezcle bien y haga pequeñas tortitas con esta mezcla.*

2. *Colócalos en la canasta de tu AirFryer, cocina por 8 minutos a 400° F, acomódalos en un plato y sirve como aperitivo.*

¡Disfrutar!

Nutrición:Calorías: 260, Grasa: 12g, Fibra: 3g, Carbohidratos: 12g, Proteína: 21g.

Rollitos De Pimiento Asado

(Listo en unos 20 min | Porciones 6 | Normal)

Ingredientes:

1 pimiento amarillo, cortado a la mitad

1 pimiento naranja, cortado a la mitad

Sal y pimienta negra al gusto

4 onzas de queso feta, desmenuzado

1 cebolla verde, picada

2 cucharadas de orégano picado

Direcciones:

1. Mezcla el queso y la cebolla, el orégano, la sal y la pimienta en una taza y bate bien.

2. Coloque mitades de pimiento en la canasta de su AirFryer, cocine por 10 minutos a 400° F, muévalo a una tabla de cortar, enfríe y pele.

3. Rompa la mezcla de queso en cada mitad del pimiento, córtelo en rodajas, asegúrelo con palillos, colóquelo en un plato y sirva como aperitivo.

¡Disfrutar!

Nutrición:Calorías: 170, Grasa: 1g, Fibra: 2g, Carbohidratos: 8g, Proteína: 5g.

CPSIA information can be obtained
at www.ICGtesting.com
Printed in the USA
LVHW081122160322
713512LV00009B/206

9 781804 503027